U0214861

画说新冠

来自多学科专家的解读

王贵强　主审

宋　刚　唐　芹　主编

科学出版社

图书在版编目(CIP)数据

　　画说新冠：来自多学科专家的解读 / 宋刚, 唐芹主编. -- 北京 : 科学出版社, 2020.2

　　ISBN 978-7-03-064450-3

　　Ⅰ. ①画… Ⅱ. ①宋… ②唐… Ⅲ. ①日冕形病毒—病毒病—肺炎—预防(卫生)—图解 Ⅳ. ①R563.101-64

　　中国版本图书馆CIP数据核字(2020)第027072号

责任编辑：周　辉　张　婷 / 责任校对：杨　然
责任印制：师艳茹
编辑部电话：010-64003096

科　学　出　版　社 出版

北京东黄城根北街 16 号
邮政编码：100717
http://www.sciencep.com

中国科学院印刷厂　印刷
科学出版社发行　各地新华书店经销

*

2020 年 2 月第　一　版　开本：720×1000　1/16
2020 年 2 月第一次印刷　印张：5 1/2
字数：80 000

定价：38.00元

编委会

王海纳 中国地质大学（北京）地质微生物实验室

吴一波 北京大学药学院

于鲲遥 北京大学第一医院呼吸和危重症医学科

张　宇 中国疾病预防控制中心营养与健康所

审　稿　孙圣华 中南大学湘雅三医院呼吸与危重症科

唐　芹 中华医学会科学普及部

孙昕霙 北京大学公共卫生学院

马满玲 哈尔滨医科大学附属第一医院药学部

汤　波 中国农业大学科学技术发展研究院

文字润色　宋　刚　李远达

绘　　画　王建政

指导单位　中国人口宣传教育中心

中华医学会感染病学分会

中华医学会科学普及分会

中国医师协会医学科学普及分会

序

2020 年初，新型冠状病毒肺炎疫情牵动人心。在党中央、国务院部署下，各行各业投入到抗击疫情的工作当中。医务工作者更是忘我奉献，尽显白衣天使职责。

现代化信息传播手段发达，海量消息传播速度极快。哪些是真，哪些是伪？老百姓一时难以分辨清楚。为什么"造谣一张嘴，辟谣跑断腿"？一是时间先后的原因，二是现在的谣言往往披着科学的"外衣"，具有更强的迷惑性。辟谣是让百姓保持清醒的一剂良药。在辟谣的同时还应提高老百姓对谣言的"免疫力"，提高大家分辨对错的能力。

现代医学建立在多学科基础上，例如肿瘤治疗会涉及外科、内科、放疗科、影像科，甚至还包括分子生物学学科。作为对公共卫生有重大影响的传染病防治更是如此，不仅需要临床医护人员的诊断与治疗，流行病学调查工作人员的调查和隔离，还需要科研人员对病原微生物生物学特性的研究及药物和疫苗的研制。既然是科学的学科，就有科学的体系，学科之间存在着密切的交叉。多学科专家多角度对传染病进行详细解读，将帮助老百姓全方位地认识疾病、解除恐慌，还能够引导大众用多学科的方式思考，彻底铲除谣言滋生的思想"土壤"。

北京大学第一医院宋刚副教授和中华医学会科学普及部唐芹研究员组织团队编写的《画说新冠：来自多学科专家的解读》一书，就是从多学科的角度为公众介绍新型冠状病毒。创作团队由多学科专家组成，包括临床医学、预防医学与公共卫生学、医学科学研究等方面的专家。他们在日常繁忙工作之余，投身公益科普创作，从不同角度对新型冠状病毒进行介绍。团队的工作得到了中国科普作家协会的大力支持。通过阅读本书，老百姓可以解除对未知疾病的恐慌，增长多学科知识，提高疾病预防和自我健康管理能力。

宋刚是北京大学第一医院泌尿外科副主任医师，擅长泌尿外科微创手术，专业基础扎实，临床业务过硬。宋刚医师是当年抗击SARS战斗的亲历者，在临床一线积累了实战经验。他还积极从事医学科普工作，著作"北大专家画说泌尿疾病"医学科普丛书，获得了中国科普创作领域的重要奖项——第五届中国科普作家协会优秀科普作品奖（图书类）金奖。此次组建多学科团队，沿用"科学美文＋医学科普漫画"模式，相信会有精彩的科普呈现。

最后，祝贺《画说新冠：来自多学科专家的解读》一书顺利出版！

中国工程院院士 郭应禄

2020年2月15日

封面绘画解说

封面绘画由被病毒感染的人体细胞和抗击病毒的"武器"两部分组成。冠状病毒（以 SARS 冠状病毒为例）通过其表面的"皇冠"——刺突蛋白，打开人体呼吸系统细胞的"大门"——血管紧张素转换酶 2（ACE2）（图中细胞膜上的"Y"形物体），通过内吞作用进入到细胞质中。接着病毒释放其中的 RNA（核糖核酸，图中黑色链条），开始复制过程。复制遵循碱基互补配对原则，黑色正链复制出红色负链，接着以红色负链为模板复制出大量黑色正链，完成 RNA 扩增。同时，还有一组短小的黑色正链（亚基因组 mRNA）制造出新病毒的蛋白质，此过程称为蛋白质"翻译"。复制出的 RNA 和翻译出的蛋白质组装成新的病毒，大量新病毒被释放出人体细胞。冠状病毒借助人体细胞完成了繁殖过程。

受感染细胞上方是控制疫情的三大"武器"：正中的"蛇杖"是医学的通用标识（此处特指临床医学），左侧的"盾牌"代表预防医学与公共卫生学，右侧的"试管"代表医学科学研究。临床医学拯救病患，预防医学与公共卫生学执行防控，医学科学研究负责药物和疫苗研发。

从微观角度看封面——人体细胞被病毒侵占，病毒放肆复制的过程清晰可见。从宏观角度看封面——单个细胞像我们的地球家园，陷于疫情的危难之中。此时，"蛇杖"、"盾牌"、"试管"从天而降来拯救地球，寓意临床医学、预防医学与公共卫生学、医学科学研究是战胜疫情的三大方向。

若没有临床医学的诊断和治疗，生命就无法得到捍卫；若没有预防医学与公共卫生学的预警和防控，再庞大的医疗系统也会不堪重负；若没有医学科学研究对病毒生物学性质的了解和药物、疫苗的研发，治病和防疫就成了一句空话。所以，在传染病防治上三大方向同等重要，不可偏废。

谨以此画代表全书的中心思想。

宋　刚

目 录

第一章

人与自然
画说冠状病毒小史

在宏观世界里，人们常用星辰代表渺小，其实多数星辰比地球大许多，遥远的距离使得它们看似"渺小"。

在微观世界中，真正渺小的东西不胜枚举，像分子、原子、质子、中子，等等。

在介于人类肉眼可见的尘埃颗粒和肉眼不可见的分子之间，还有一类微小生物，例如细菌、真菌、支原体、衣原体、病毒等，它们属于微生物大家族，它们无处不在，栖身于万物之中。

这不，现在闹得沸沸扬扬的新型冠状病毒就属于病毒家族。你想知道冠状病毒名称的来源、冠状病毒的构造，以及冠状病毒的"善恶"吗？请继续阅读冠状病毒"七兄弟"小史。

一、冠状病毒名字的来源

冠状病毒是病毒中的一类，因其表面有"皇冠"样的突起而得名。目前已发现的感染人类的冠状病毒共有 7 种（感染其他生物的还有很多种）：按照被人类发现的时间先后，"老大"到"老四"自 20 世纪 60 年代被发现以来一直默默无闻，名字也只是代号（229E、NL63、OC43、HKU1）。"老五"则是位"零零后"，因为引发了 2003 年的"非典"（特指严重急性呼吸综合征，即 SARS）而尽人皆知，它的大名为"SARS 冠状病毒"；"老六"叫作"MERS 冠状病毒"，在 2012 年它引发了"中东呼吸综合征（MERS）"；2020 年初引发关注的新型冠状病毒则是"老七"（本书中"新型冠状病毒"特指此病毒），其引起的疾病中文名称为"新型冠状病毒肺炎"，简称"新冠肺炎"（2020 年 2 月 8 日公布），英文名称为"COVID-19"（2020 年 2 月 11 日公布）。这7 种冠状病毒，在生物分类上属于套式病毒目、冠状病毒科、冠状病毒属。一句话，它们是真正的"亲兄弟"。

> 新型冠状病毒与 SARS 冠状病毒、MERS 冠状病毒是同一大类病毒。

二、冠状病毒的"性别"

早年革兰（Gram）医生为了辨认细菌，发明了一种能够染色的药水，将细菌扔到其中，按照细胞壁组成成分的差异，被染成蓝色或者紫色的叫作革兰氏阳性菌，被染成红色或者粉色的叫作革兰氏阴性菌。"阴阳"并非细菌的"性别"标签，细菌没有严格意义上的"性别"。病毒（包括冠状病毒）更没有"性别"之分。病毒自身不能繁殖，但只要"钻"进其他生物体（如人体）的细胞，就能轻松地大量繁殖后代。

三、冠状病毒的"身高"

在微生物中，真菌"身高"最高，细菌第二，衣原体、支原体"中等身材"，病毒则"奇矮无比"。病毒是如此渺小：如果将病毒和人类肉眼可见的尘埃颗粒并排放在一起，把病毒比作篮球的话，那么尘埃颗粒就像一座几百米高的摩天大楼。不过千万别小看病毒，很多病毒都没有特效药物。流行性感冒（简称流感）是流行性感冒病毒（简称流感病毒）感染所致，每到季节更替时期，老人、小孩特别容易感染。艾滋病则是由人类免疫缺陷病毒感染所致，尚无药物能够彻底清除此病毒。很可怕的是冠状病毒"兄弟连"，传染性极强，严重时还会危及生命。

> 病毒在微生物中是"体型"非常小的一类，只能依靠宿主才能生存。

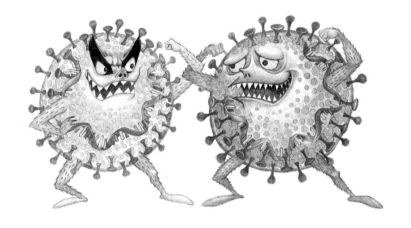

图 1
冠状病毒内部的单链RNA非常不稳定，容易重组，导致病毒发生变异

四、冠状病毒的构造

病毒结构相对简单，内部含有 DNA（脱氧核糖核酸）链或RNA（核糖核酸）链，外披一件蛋白质外壳。含有 DNA 的，叫作 DNA 病毒；含有 RNA 的，叫作 RNA 病毒。DNA、RNA 都是遗传物质，携带遗传密码。简单地说就像电脑里的机密电子文档，有了电子文档，打印机才能按照指令打印出纸质文件，从而整理出"生命之书"。DNA 与 RNA 不同之处在于 DNA 遗传相对稳定，DNA 病毒不容易变异；RNA 容易发生重组，所以 RNA病毒较易变异。冠状病毒是 RNA 病毒，里面含有的 RNA 在特定条件下会发生重组（图 1），目前感染人的冠状病毒发展出了"七兄弟"。以后再出现"老八"也不是什么小概率事件。冠状病毒蛋白质外壳之外还披了一件脂质的"外衣"，纯粹是为了掩护，把自己扮成生物体的模样，其实冠状病毒离开人体后只有"半条命"，仅能存活几小时到数天。

五、冠状病毒的家

冠状病毒的家在哪里？我们要先从同为微生物的细菌说起。细菌在自然环境中四海为家，例如土壤中就有破伤风梭菌、炭

新型冠状病毒是 RNA 病毒，容易发生变异。

疽芽孢杆菌，前者生命力极顽强，可以"不吃不喝"潜伏数年。所以在野外不小心被利器所伤，需要注射破伤风抗毒素。人体本身就是充满各种微生物的"航空母舰"：从人体口腔到肛门长达数米的消化道，只在胎儿时期才是相对"洁净"的，出生之后几个小时婴儿的消化道就被细菌大军占据，细菌与人体会共存一辈子！呼吸道的起始部，例如鼻子，其实是一个细菌超级大本营，其余呼吸道也并非无菌环境！皮肤的表面，就广泛分布着细菌、放线菌、真菌等。只有身体的某些内部器官，例如肾、肝、睾丸等，才是真正的无菌之地。

病毒同样四海为家，只不过因为结构简单，更喜欢在动植物等其他生物身上停留。病毒很少单独在空气中游走，因为在洁净的空气中不利于它传播。但若是有人打个喷嚏，它们倒是很乐意随着飞沫"腾云驾雾"，满世界"溜达"。当年"非典"肆虐人间，就是冠状病毒"七兄弟"的"老五"SARS冠状病毒随呼吸道飞沫传播的结果。那时的人们害怕得不敢外出，担心室外空气中也有高浓度的SARS冠状病毒。其实近距离通过呼吸道飞沫才是传播的主要途径（医院里给患者气管插管时产生的气溶胶传播在大众生活中并不常见）。所以预防的关键在于佩戴口罩，在室内环境下两层外科口罩就可以抵挡大部分飞沫，人流量少的室外开阔空间的空气中病毒是很难传播的。只有医务人员在特殊的地点才需要佩戴更为密闭的KN95专业口罩，以及护目镜、防护服等。不过，新型冠状病毒就被发现了密切接触传播的证据，因此，除了护好口鼻，还要勤洗手、多消毒。

六、冠状病毒的"善恶"

在人的眼里，细菌中的"益生菌"还有点用处，病毒则是"十恶不赦"的。一方面流感病毒每到季节更替时都要粉墨登场，引发流感，危害人类的健康，另一方面更是因为十几年前的那次"非典"暴发造成十分之一的病死率给人类留下了惨痛的教训和心灵创伤。所以，此次冠状病毒"老七"刚一冒头，就成为人人喊打的"过街老鼠"。不过，冠状病毒为什么要时不时危害人类？人类思考过其中的原因吗？

七、冠状病毒的演化

人类当初认定的SARS冠状病毒携带者花面狸（俗称果子狸），其实只是病毒传播的中间一环，称为中间宿主。据调查，蝙蝠身上携带多种冠状病毒，但每种冠状病毒与人类的SARS冠状病毒都不完全一样。科学家一直在寻找SARS冠状病毒源头。直到SARS暴发十年后，科学家在中国辽阔大地的西南方找到了一个蝙蝠群栖息的洞穴，其内中华菊头蝠携带的冠状病毒基因组序列与SARS冠状病毒极为相似。中华菊头蝠可能是SARS冠状病毒的自然宿主。几年后，进一步的研究发现它们身上携带的冠状病毒涵盖了人类SARS冠状病毒的所有基因片段，并且存在频繁重组。

值得深思的是，为什么同为哺乳动物的蝙蝠不出现症状呢？因为在长久的演化过程中，微生物（包括病毒）与所寄生的其他生物形成了"共适应"的关系，其他生物为寄生的微生物提供生长环境，微生物协助其他生物进行代谢等。对于人类强致病的冠状病毒，其和蝙蝠就是"共适应"关系，这是大自然长期选择和平衡的结果！

一般情况下，蝙蝠生活在偏僻地区，只有在夜间才出来觅食，并不具备将病毒直接传染给人的机会，也没有这方面的科学证据。那为什么冠状病毒最终在千里之外的地方出现？学者推测可能是在一个偶然的机会，蝙蝠将冠状病毒传给了果子狸，果子狸便成为中间宿主。人类为什么接触到果子狸？还不是人类贪恋口腹之欲，追寻野味刺激，将野生的果子狸大量围捕和

冠状病毒与蝙蝠的"共适应"关系是长期自然选择的结果。

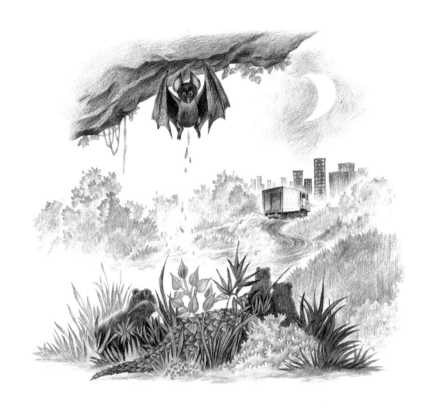

图 2
新型冠状病
毒从自然界
传播到人类
的途径尚不
清楚，可能与
人类捕杀野
生动物有关

圈养，继而送上人类的餐桌？原本就存在于自然界的冠状病毒，
在接触到中间宿主果子狸，以及人类的躯体后，就像饥饿的野
兽嗅到了猎物的气味，冠状病毒的 RNA 链肆无忌惮地重组，在
适应果子狸和人体的过程中，"编织"出毒性更强的冠状病毒，
最终演化成 SARS 冠状病毒来肆虐人间。"老六"MERS 冠状病
毒的自然宿主也是蝙蝠，中间宿主却是骆驼。此次"老七"新
型冠状病毒引发的肺炎，海鲜市场里的野生动物仍然可能只是
病毒的"过客"——中间宿主，自然宿主还是蝙蝠吗？这些都有
待科学家进一步研究（图2）。总之，极有可能还是人类的行为
跨越了自然的边界，破坏了自然平衡的结果。就像小说《狼图
腾》里所写：人—狼—黄羊—草地，并没有绝对的强与弱、好

与坏，需要协同发展，任何一方都不能过强或过弱。人类不能只从自身角度出发评价其他生物和环境，自然在长期的演化过程中达到一定的稳态平衡，人类肆意破坏这种脆弱的生态链就会遭到来自自然界的报复。

这个新出现的冠状病毒确实危害人间、罪恶深重，引发了人类的"A 级通缉令"（新型冠状病毒肺炎被列为乙类传染病，并采取甲类传染病的预防控制措施）。不过有一点需要说明的是：其实，在没有动植物之前，这个世界就已经是微生物的"家"了。微生物才是"原住民"。这个世界足够大，万物可以和谐共生，病毒也不轻易侵扰人类。希望人类思考如何在自身发展的同时，真正做到与自然和谐相处！

撰写：宋　刚

审核：唐　芹

人类需要认真思考人与自然的和谐发展。

参考文献 ━━━━━━━━

国家卫生健康委办公厅.国家卫生健康委办公厅关于印发医疗机构内新型冠状病毒感染预防与控制技术指南(第一版)的通知[EB/OL].(2020-01-22)[2020-02-22].http://www.gov.cn/zhengce/zhengceku/2020-01/23/content_5471857.htm.

国家卫生健康委办公厅.国家卫生健康委办公厅关于印发新型冠状病毒肺炎防控方案(第五版)的通知[EB/OL].(2020-02-21)[2020-02-22].http://www.nhc.gov.cn/jkj/s3577/202002/a5d6f7b8c48c451c87dba14889b30147.shtml.

国家卫生健康委办公厅,国家中医药管理局办公室.关于印发新型冠状病毒肺炎诊疗方案(试行第六版)的通知[EB/OL].(2020-02-19)[2020-02-22].http://www.nhc.gov.cn/yzygj/s7653p/202002/8334a8326dd94d329df351d7da8aefc2.shtml.

Hu B, *et al*. 2017. Discovery of a rich gene pool of bat SARS-related coronaviruses provides new insights into the origin of SARS coronavirus[J].Plos Pathogens, 13(11): e1006698.

第二章

病毒溯源
寻找 SARS 疫情暴发的根源

很难相信，病毒是这个世界上数量最多的微生物之一。它分布于世界的各个角落，冰川、土壤、热泉、盐湖、海洋，以及各种动物、植物和微生物的体内，甚至人类的肠道中也存在着大量的病毒。可以说，人类生活的环境中充斥着病毒。

1886 年，科学家第一次发现了引起烟草疫病的原因，即后来命名的烟草花叶病毒，从此打开了病毒研究的大门。在人们的印象中，病毒通常面目可憎，要么引起可怕的人类传染病，如天花、流感、埃博拉出血热；要么引起经济动物的疾病，如猪瘟、禽流感；要么引起经济作物的损失，如玉米条纹矮缩病、烟草病毒病（俗称烟草花叶病）等。病毒对人类生存的影响巨大，然而人们对这一类生命形式的了解依旧十分有限。迄今为止，在国际病毒分类委员会的病毒目录中，上了"户口"的病毒也不过五千多种。在病毒分类学中，病毒大多依据形状来命名，并根据基因组和宿主等信息进行分类（图 3）。

地球生态系统中广泛地存在着各种病毒，而我们对病毒所知不多。

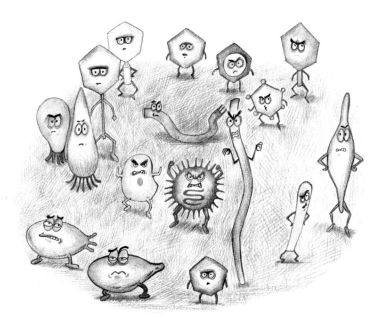

图 3
千奇百怪的
病毒

　　在这些病毒中，有一类病毒极为特殊，引起了我们的注意，它就是冠状病毒。在种类众多的病毒中，它是极少数能导致人类及其他哺乳动物共同患病的病毒，因此格外危险。目前已知的冠状病毒种类繁多：感染蝙蝠的有 15 种，感染人的有 7 种，感染鼠的有 3 种，感染猪的有 3 种，感染鸟类的有 7 种，感染貂类的有 2 种，感染白鲸的有 1 种，感染刺猬的有 1 种。为了自身的生存，冠状病毒在进化中获得了几项特殊的能力。首先，病毒的结构一般比较简单，通常由蛋白质外壳包裹着核酸构成，而冠状病毒在蛋白质外壳之外，又穿了一层脂质的"外衣"，这套"外衣"与细胞膜的成分十分相似，因而可以帮助病毒与细胞膜接触融合；其次，冠状病毒使用 RNA 而非 DNA 作为储存遗传信息的载体，而遗传信息的复制则采用从 RNA 到 RNA 的复制方式，这套遗传信息的存储和复制机制使得冠状病毒极易变异，从而一次次逃脱人类免疫系统的监控。

为什么与 DNA 病毒相比，以 RNA 为遗传物质的病毒更容易变异？生物所携带的遗传信息是储存于基因组中的。对病毒来说，有些利用 DNA 作为遗传物质，有些利用 RNA 作为遗传物质。由于 DNA 的化学性质比 RNA 稳定，因此以 DNA 为遗传物质的病毒，基因组较为稳定。如果病毒利用 RNA 作为遗传物质，同时利用 RNA 为模板直接复制 RNA，由于 RNA 本身的结构不够稳定，复制速率快，突变率大大增高。因此，以 RNA 为遗传物质的病毒，更容易发生变异。

2003 年暴发的 SARS 是本世纪初一场极为严重的烈性传染病，病死率超过 10%。而造成疫病传播的病原微生物，不是细菌，不是真菌，不是衣原体或支原体，而是一种冠状病毒——SARS 冠状病毒。为了找到 SARS 冠状病毒的自然宿主，切断冠状病毒传播的源头，防止它们再次为祸，科学家开始了艰难的溯源过程。

溯源，就是追溯病毒的自然宿主。那么如何追溯呢？我们如何知道自然界中哪些动物感染了冠状病毒呢？这里就要用到两种技术。一种是聚合酶链反应（PCR）技术。科学家从动物身上取样，进行病毒基因的体外扩增，并用荧光染料标记反应的进行，那么能在反应中显示强荧光信号的就说明动物感染了病毒；如果没有检测到荧光信号，就可判定该动物没有被这种病毒感染。另外一种是免疫学技术，制备检测用的检测试剂，对样品进行测试，抗体反应呈阳性的可判定为被病毒感染。

SARS 流行早期，病例的职业多为厨师或与动物相关的行业，因此推测病毒可能来自动物。科学家用上述方法检测了广东野生动物市场的很多动物，最终发现，在果子狸的群体中大量存在着冠状病毒。因此，人们大量扑杀果子狸，以防止疫情进一步发展。

PCR 与免疫学技术可以用来检测生物体是否感染了病毒。

那么，果子狸是否就是 SARS 冠状病毒的自然宿主呢？病毒的自然宿主需要满足以下条件：病毒与自然宿主和平共处，病毒并不引发自然宿主患病，因为病毒和其自然宿主在几十年、几百年，甚至几万年的演化过程中，逐渐达到了相安无事的状态。但是，科学家在扩大了对家养和野生果子狸的检测后，发现在野生动物市场之外，果子狸并未大规模地感染冠状病毒。在实验室中，科学家还发现，造成人类 SARS 的病毒同样可以使健康的果子狸出现严重的临床症状，这提示虽然野生动物市场的果子狸是传播 SARS 冠状病毒的途径，但是 SARS 冠状病毒的自然宿主可能另有其"人"。

那么冠状病毒的自然宿主到底是谁？尽管 SARS 冠状病毒已经销声匿迹多年，科学家依然没有放弃溯源，他们将怀疑的目光投向了一种特殊的哺乳动物——蝙蝠。

是什么线索导向了蝙蝠？这得益于科学领域的国际合作。蝙蝠是很多动物病毒的宿主，包括出现在澳大利亚的亨德拉病毒和横行东南亚的尼帕病毒。由于受到独特的免疫系统的保护，尽管持续感染了多种病毒，蝙蝠却没有染病的症状。在一些食物匮乏的小岛上，蝙蝠甚至是岛上土著主要的蛋白质来源。自己携带多种病毒却不发病，蝙蝠成了冠状病毒自然宿主的热门"候选者"。

科学家辗转广东、广西、湖北、天津等地，寻找蝙蝠栖息的天然洞穴，采集了 400 多份蝙蝠的血液、粪、咽拭子等样品，进行血清和核酸的检测。发现有很多菊头蝠感染了冠状病毒。而这些感染了冠状病毒的蝙蝠，分布在各地。因此，它们很可能是冠状病毒的自然宿主。

科学家同时对蝙蝠体内的冠状病毒进行基因测序。序列分析表明，蝙蝠群里含有种类多样的冠状病毒，其中一些病毒的基因组序列与造成 SARS 流行的 SARS 冠状病毒相似（相似度达 88%~92%）。随后，在欧洲和非洲也发现了与 SARS 冠状病毒类似的冠状病毒（与 SARS 冠状病毒的相似度达到 76%）。

在这种情况下，如果科学家能够在蝙蝠体内识别并分离到 SARS 冠状病毒的"祖先"，就能证明蝙蝠是 SARS 冠状病毒的自然宿主。然而，经过基因系统发育分析发现，这些冠状病毒与导致 SARS 流行的 SARS 冠状病毒并非直接的"祖孙"关系；实验结果也表明，这些冠状病毒的刺突蛋白，并不能利用人类细胞的 SARS 冠状病毒受体——血管紧张素转换酶 2（ACE2）感染宿主细胞，也就是说这些冠状病毒理论上没有感染人的能力。因此，这些冠状病毒并不是 SARS 冠状病毒的祖先。

如果不能在蝙蝠体内找到 SARS 冠状病毒的"祖先"，就无法确定蝙蝠是 SARS 冠状病毒的自然宿主，我们也无法从根本上切断 SARS 的传播来源，人类仍将在这类传染病的阴影下生活。溯源之路走到这里，仿佛陷入了僵局。

科学家并没有放弃这条路，SARS 疫情暴发的十年后，他们在中国西南的一个洞穴中找到的中华菊头蝠体内发现了两株冠状病毒，它们具有与 SARS 冠状病毒最为相似的基因组序列，其用于与细胞受体 ACE2 结合的刺突蛋白序列更是与 SARS 冠状病毒极为相似。更重要的是，他们从蝙蝠的粪便中分离到了活的冠状病毒株，命名为 WIV1。实验显示，WIV1 能够利用人类、果子狸的 ACE2 蛋白入侵宿主细胞（图 4）。对动物进行体内实验，也发现 WIV1 能够导致多种动物感染，符合蝙蝠—果子狸—人的传播途径。这一工作有力地证明了，中华菊头蝠可能就是造成 2003 年疫情暴发的 SARS 冠状病毒的自然宿主。

不过，病毒传播的阴云依然徘徊在人类的头顶。这是因为科学家发现蝙蝠种群中存在的多种冠状病毒形成了一个庞大的

SARS 冠状病毒的自然宿主可能是中华菊头蝠，它们将病毒通过中间宿主果子狸传染给人，并在人群中广泛传播。

冠状病毒基因库，而冠状病毒的 RNA 之间极易发生重组。一旦冠状病毒在自然界发生重组，具有致病性的冠状病毒获得了能与人类 ACE2 蛋白结合的刺突蛋白，它就掌握了打开人体细胞大门的"钥匙"，具备在人群中传播的潜力。那么这种重组在自然界中有可能发生吗？科学家对中国西南这一洞穴中的蝙蝠进行了长达 5 年的监控。监控的重点，就是冠状病毒刺突蛋白的变化。

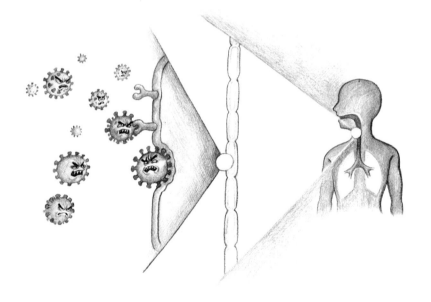

图 4
SARS 冠 状
病毒感染人
体示意图

最后的结果令人震惊：第一，发现其编码刺突蛋白的基因及其附近的序列可能存在频繁的重组；第二，它们的刺突蛋白具有很高的多样性，形成了规模巨大的基因库。科学家选取了其中三种刺突蛋白进行结合实验，发现它们均能作为"钥匙"打开人类 ACE2 蛋白之"锁"进入宿主细胞。这意味着，原本只在蝙蝠群体传播的病毒，一旦通过重组获得了这把"钥匙"，是有可能再次寻找机会进入人类社会兴风作浪。

人类文明的历史，也是人类与病原微生物斗争的历史。随着人类探索自然界活动的增加，新发传染病也越来越多。当野生动物刚刚把病毒传染给人类时，病毒毒力可能比较强，而传播能力较弱。比如埃博拉病毒，病死率高达50%~90%，大部分宿主都被它消灭了，所以它的传播地域也比较局限。然而，有些病毒在个体之间链条式传播的过程中，可能快速发生变异，在短时间内向着毒性减弱，但传染性大大增强的方向发展。此时如果不能及时有效地控制其传播和变异，并最终阻断其在人群中的传播，病毒极有可能发展成像流行性感冒病毒那样传播能力超强的病原体，成为长期笼罩在人类头顶的阴霾。2003年，我们成功地战胜了SARS，但2012年暴发的MERS直到2019年仍有零星病例。面对此次新型冠状病毒肺炎疫情，我们希望能像战胜SARS一样，将它从人类社会驱逐出去，不要让它成为长期袭扰人类的恶魔。

任何事物都有两面性，病毒对人类生存也有积极影响。在海洋中，病毒数量比其他海洋微生物至少高一个数量级，是控制微生物数量的关键因素，调节着地球生态系统的物质循环和能量流动；在实验室里，病毒因其简单精致的结构，被科学家用来研究微生物遗传和生物化学；而在临床上，当出现"超级细菌"感染患者，抗生素用尽时，能够裂解"超级细菌"的病毒甚至会为患者带来生的希望。

因此，如何辩证地看待人与周围的自然环境，包括人与微生物的相互关系，相信每个人心中都能找到属于自己的正确答案。

撰写：王海纳

蝙蝠种群中流行的冠状病毒，可能通过重组获得感染人类的能力，因此我们在与自然互动时应保持谨慎和敬畏。

参考文献 ————————

陈新文 , 等 . 2004. 新生病毒疾病的研究现状及发展趋势 [J]. 中国科学院院刊 , 19(02): 96−100.

李文东 , 等 . 2004. 蝙蝠携带病毒的研究进展 [J]. 中国病毒学 , 19(04): 418−425.

Ge XY, *et al*. 2013. Isolation and characterization of a bat SARS−like coronavirus that uses the ACE2 receptor[J]. Nature, 503(7477): 535−538.

Hu B, *et al*. 2017. Discovery of a rich gene pool of bat SARS−related coronaviruses provides new insights into the origin of SARS coronavirus[J]. Plos Pathogens, 13(11): e1006698.

Li WD, *et al*. 2005. Bats are natural reservoirs of SARS−like coronaviruses[J].Science, 310(5748): 676−679.

第三章

传染病数学模型
从网络游戏到真实世界

2007 年，以色列的一位学者在《流行病学》（*Epidemiology*）杂志上发表了一篇文章。这篇文章很有意思，题目是《通过网络角色扮演游戏模拟传染病传播》（"Modeling infectious diseases dissemination through online role-playing games"）。它通过分析网络游戏中的一次中毒传播情况，找到并描述了游戏中的中毒传播与 2003 年在全球肆虐的 SARS 及禽流感的相似之处。

这款网络游戏是大名鼎鼎的《魔兽世界》，其所谓"中毒传播"实际上是游戏中一个名为"堕落之血"的事件。那么，一次网络游戏中的事件怎么跟真实世界的病毒传播联系到一起了呢？让我们先简单了解一下该事件的来龙去脉。

《魔兽世界》有一个副本（游戏中可以和队友一起去探索、冒险的地方，通常是打怪物），其中有一个叫哈卡的灵魂剥夺者，又被称为"血神"。它的一个技能就是"堕落之血"。这一技能对一个玩家释放后，这名玩家就会中毒，持续掉血。关键的一点是，这个毒会传播，靠近他的玩家也会被传染从而中毒。用专业的语言描述就是：这个"毒"具有传染性。

游戏中的副本通常都是独立空间，即使有人在副本中毒死亡也不会把病毒带到外面的主城去。所以正常情况下，城市中的人都安然无恙。然而游戏设计者有一点没有考虑到：猎人（游戏中的一个职业）是可以带一个战斗宠物的，而战斗宠物也会被感染。当宠物被感染后，玩家如果把宠物收起来，这只宠物所携带的病毒，将会被保留，而中毒持续时间将会被冻结。这时如果猎人带着携带病毒的宠物离开副本返回主城，然后放出宠物，就会把病毒带到主城中。这种传播概率极低的事件在一次偶然的机会下发生了，于是这场游戏中"堕落之血"瘟疫就这么开始了。

当感染病毒的宠物在主城被释放出来，周围的大批玩家迅速被感染。很多低等级玩家还没来得及反应就中毒死亡（"抵抗力"太弱），而高等级玩家血量多一些（"免疫力"较强），没有立刻死亡，但不明就里，于是四处逃窜，导致了病毒的迅速扩散。有一些中毒的玩家使用传送法术把自己传到其他主城（类似于乘坐交通工具到其他地方），结果导致病毒被扩散到了其他城市，从而使疫情一发不可收拾。还有很关键的一点：游戏中的非玩家角色（通常负责买卖交易、问路对话等）也受到了感染。有的非玩家角色感染后不死，不断接触其他玩家，进一步加剧了病毒的传播，从而导致整个局面失控，游戏中的玩家纷纷倒下。

这时候，游戏中不同玩家的表现就耐人寻味：有治疗经验的玩家自发组织起来，对感染病毒的玩家进行输血；有的玩家则到处乱窜，恶意播"毒"，临死前还想拉个垫背的；有的玩家发现病毒到处传播，就跑到原始森林或人烟稀少的农村，避免

流行病学、卫生统计学归属于预防医学与公共卫生学，二者的结合在疫情的防控中起重要作用。

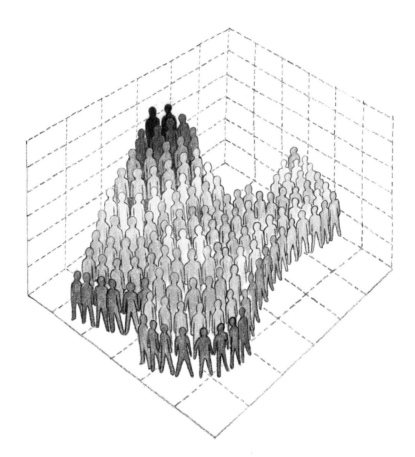

图 5
可以通过计算机数学建模的方法对传染病的流行进行估计和预测

跟其他人接触。最后游戏公司想了一个办法：封闭主城。想让主城中被感染的玩家全部死亡后，再解封，这样就可以杜绝传染（有点类似于电影《生化危机 2》）。然而有一些恶意玩家会故意从其他地方带来病毒，再次感染该城市，从而导致感染始终无法终止。最终游戏公司无奈，只好修改了"堕落之血"这一技能，强行取消其传染性，终于结束了这次网络游戏中的病毒传播事件。

不少研究流行病学的学者发现这一网络游戏事件后，对此很感兴趣，前面提到的以色列学者就是其中之一。据说美国疾病预防控制中心也向游戏公司索要游戏中病毒传播的数据，以作为研究的模拟之用。为什么一场游戏中的病毒传播会有这么大的影响，这就不得不提到传染病数学模型。通过游戏中病毒传播的一些参数（如传播速度、玩家的不同表现等），可以模拟真实世界的传播情况（图5）。

言归正传，要了解传染病的数学模型，首先需要掌握几个概念：感染者（Infective，I），即被感染的患者；易感者（Susceptible，S），即尚未被感染但可能被感染的健康人；移出者（Removal，R），即被感染后获得免疫力不再感染的人。

传染病数学模型的构建往往需要很强的假设条件：如发生在一个封闭的人群中（就像一个封闭的村庄，没有人外出，也没有人进入），无其他因素影响（如气候、疫苗等）。当然这些假设未必都能成立，所以模型的预测也未必完全准确，但它毕竟为我们了解和预测疾病的传播提供了一定帮助。下面介绍几种比较常见的传染病学模型。

一、SI 模型

SI 模型即只考虑易感者（S）和感染者（I）的模型，简单来说就是根据"一传十，十传百"的思路建构的模型。假定有人感染了疾病，变成了感染者，感染者将疾病传染给易感者，然后易感者也变成了感染者，继续再传染给其他易感者……该模型假定一旦成为感染者便不再恢复健康，即一直是感染者。

这一模型比较简单，只要知道了传染率，就可以估算出封闭人群中以什么速度传播及被感染人数。举一个最简单的例子，假定所有人每天都接触并传染 10 个人，那么第 1 个人感染后，他接触的 10 个人就变成了感染者，这 10 个人又分别传染了与自己接触的其他 10 个人……根据这个速度，就能计算出所有人都被感染所需的大概时间。

传染病数学模型可以帮助我们提前预测传染病的发展趋势。

只要能获得相关参数，传染病的变化趋势是可以通过模型进行预测的。

实际上这种感染病例的变化趋势通常符合一种叫作 Logistic 曲线的增长方式，这一增长曲线类似图 6 这种样子。

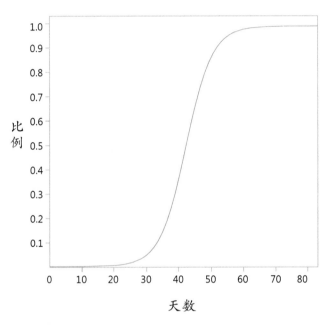

这种曲线的变化速度如下：开始时感染人数较少，接着感染人数会迅速增加，到了某个时间点（通常称为拐点），增加速度开始变慢，一直到最后感染人数达到饱和（不再有新增病例）。

举例说明：假定某个地区有 100 万人，开始时只有 1 个人感染，剩下的 999999 人没有感染。假定传染率是 1，通俗来说就是这个感染者平均每天只能感染 1 个人，其他易感者一旦被感染变为感染者后，也是按这个传染率感染别人。当然还有一些传染病数学模型通用的假定，如这是一个无进出的封闭人群等。这种情况下，需要多长时间这个地区的人全部会被感染呢？图 7 就显示了这种感染的速度。

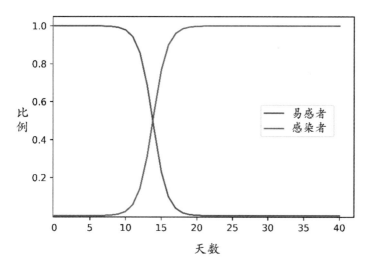

可以发现，最多 20 天病例数就会达到饱和。可能直观上大家会产生疑问：怎么会这么快？其实仔细想想，一变二、二变四、四变八……这种倍增速度，就不会觉得奇怪了。

二、SIS 模型

当然大家很容易就会发现 SI 模型的不合理性，因为它假定一旦感染便不能恢复，而实际情况是即使不治疗，一些疾病也是可以自限的。有一些传染病，易感者被感染后，即使康复了仍有可能被再次感染，此时 SI 模型就变成了 SIS 模型。该模型的路径如图 8 所示。

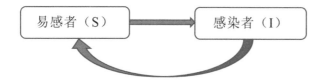

图 8
SIS 模型路径图

既然有的人恢复健康，那模型就变得稍微复杂了一点，不仅要估算易感者被感染的速度，还得考虑感染者恢复的速度。

这时候感染的病例数需要看是感染的速度快，还是恢复的速度快。举个最简单的例子，如果每天感染 100 人，恢复 10 人，那显然感染速度更快，这种情况下，还是会按 Logistic 曲线的速度增长（不过最终达到饱和的总人数会少一些）；反过来说，如果每天感染 10 人，恢复 100 人，这种情况下，感染例数就会越来越少，最终就没人感染了，疫情也就自然结束了。

所以，SIS 模型是一个循环模型，感染病例数的变化是一个传染速度和恢复速度相互消长的过程。由于模型有两条路线（从易感者到感染者、从感染者恢复健康到易感者），那就需要得出这两条路线的估计值，从而推算将来的病例数变化情况。

举个例子，仍假定某个地区有 100 万人，开始时只有 1 个人感染，剩下的 999999 人没有感染。假定某传染病的传染率是 0.5，感染后恢复率为 0.1（你可以简单理解为平均每两天感染 1 个人，平均每十天恢复 1 个人）。这种情况下，SIS 模型估计中，病例数随时间变化的趋势如图 9 所示。

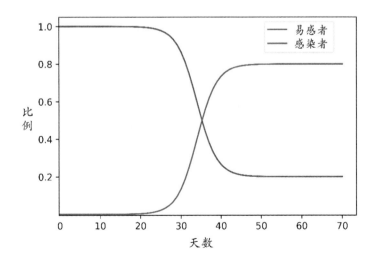

图 9
SIS 模型传染例数变化模拟图

由于个体被感染后可以恢复，从图 9 可以看出，大约在第 40 天左右，感染人数达到饱和并保持稳定。注意此时的饱和人数就不是总人数，因为有恢复的个体比例。

三、SIR 模型

SIR 模型考虑到了移出者（R）。这种模型更加符合实际情况，在 SIS 模型中，虽然假定感染者会恢复健康，但恢复健康后仍然会再次感染。然而实际中，有的传染病一旦被感染一次，就会获得终身免疫力，不会再次被感染。所以这部分人群其实没有必要再考虑，需要把他们移出去，所以叫作移出者。SIR 模型的路径如图 10 所示。

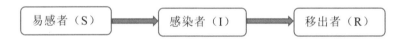

图 10
SIR 模型示意图

与 SIS 模型类似，SIR 模型不仅要考虑从易感者到感染者的感染率，还需要考虑感染人群被治好的比例。

举个例子，仍假定某个地区有 100 万人，开始时只有 1 个人感染，剩下的 999999 人没有感染。假定某传染病的传染率是 1，感染后恢复率（恢复后获得免疫力不再被感染，从而被移出）为 0.1。这种情况下，SIR 模型估计中，病例数随时间变化的趋势如图 11 所示。

可以看出，用绿色线表示的感染者，从开始一直到大约 20 天，其比例持续增加。大约在第 20 天的时候，基本就没有易感者了（红色线）。这时候要么就是被感染了，要么就是感染后具有免疫力而不再可能被感染了。所以，后期随着被治愈且具有免疫力的人群（黑色线）越来越多，感染者的比例变得越来越低。

当然实际中还有其他考虑条件更多的模型，比如考虑到人

常见的传染病数学模型有 SI 模型、SIS 模型、SIR 模型。

图 11
SIR 模型中
不同人群的
变化模拟图

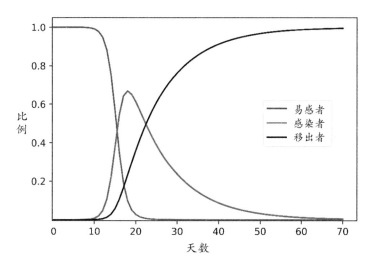

所有的传染
病数学模型
都是在某
些假定条件
下进行预测
的，其预测
的准确性受
现实多种因
素的影响。

群有进有出、传染病具有一定的潜伏期等，但大都是以这三种模型为基础。只要了解了这三种基本模型，再学习其他模型就要容易得多。

值得注意的是，真实世界的传染病传播其实更为复杂。随着现代化交通工具，如飞机、高铁等的迅速发展，地球日益变为一个"村落"。面对来势汹汹的传染病疫情，实施强有力的隔离措施仍然是最有效的手段。同时，数学模型的建立能够帮助我们更好地预判疫情，做到防患于未然。

撰文：冯国双

参考文献 —————

姜庆五，陈启明. 2007. 流行病学方法与模型 [M]. 上海：复旦大学出版社.

陆征一，王稳地. 2008. 生物数学前沿 [M]. 北京：科学出版社.

肖燕妮，周义仓，唐三一. 2012. 生物数学原理 [M]. 西安：西安交通大学出版社.

第四章

寻人启事
现场流行病学调查的故事

  2020 年初，湖北省武汉市发生新型冠状病毒肺炎传播的疫情。疫情不断发展，引起了全国人民的高度关注。关注的焦点也集中到了相关信息上，大家都养成了一个新习惯：每天早上的第一件事就是拿起手机查看各种官方信息，或者打开电视机看看今天的疫情又有什么样的变化。随着确诊病例数字的不断增多，人群中的密切接触者怎么找呢？如果生活的社区里有了确诊病例，自己算不算是密切接触者呢？别急，今天就由我这个在疾病预防控制中心一线工作了近 20 年的"疾控老兵"带您了解一下，专业的流行病学调查人员是怎么通过流行病学调查工作来清楚地掌握并控制疫情的。

  首先，我要从一个故事说起。11 年前的 2009 年，有一起席卷全球的传染病疫情——甲型 H1N1 流感。那场疫情中患者最主要的来源地是大洋彼岸的北美国家。因此，我们在控制疫情的流行病学调查工作中最经常遇到的就是从北美回家探亲的老人和孩子。有一次，夜已经很深了，我要去对一名刚刚下飞机的老人进行流行病学调查。她因为发热被送到北京地坛医院（北京市专门收治传染病患者的医院）进行隔离观察。由于当时疫情处置的需要，我和单位的几名同事就值守在北京地坛医院。当我正在埋头写疫情处置报告，整理病例信息时，接到指令，我们立刻放下手头的工作，紧急赶往隔离病房。按照平时规定的动作，我们熟练地戴上帽子、口罩和手套，穿上防护服。防护服俗称"猴服"，大概是因为防护服的颈部和后背是连体的缘故吧。当大家穿上防护服之后，多挺拔的人都像是弯腰驼背的"猴子"。"猴服"就"猴服"吧，我倒是更愿意把防护服称为"孙大圣战袍"，因为我们就是要像孙大圣一样"金猴奋起千钧棒，玉宇澄清万里埃。"

当我穿戴整齐走进隔离病房的时候，那位阿姨坐在床边，不停地搓着手，看起来很焦虑，见到"全副武装"的我，她似乎显得更加紧张了。依据以往的工作经验，我知道在她紧张焦虑的情况下是很难进行沟通的，我就从聊家常入手和她攀谈起来，没有称呼她为女士，而是用北京方言亲切地叫了一声"大妈"。我问她从哪里回来的啊？去哪里旅游啦？坐了多久的飞机？累不累啊？家里有人来接还是和家人一起乘坐的飞机啊？最近身体怎么样啊？老人家听我和她聊起了家常，心情也渐渐地放松了下来，和我聊了很多，而我也在这些问题当中将我想要问的关键点——在哪、什么时间、接触了谁、现在身体情况如何等一系列信息都获取到了。调查的最后，老人还特别对我用聊家常的方式开展工作表示了谢意。当一个陌生人愿意告诉你她家里事情的时候，她已经把你当成了可以信赖的朋友。我们用自己的行动获得了被调查者的信任，也让我们的流行病学调查工作更加准确客观。这正是我们通过流行病学调查来掌握疫情动态的第一要务。美国著名的医生特鲁多（E.L.Trudeau）

流行病学调查是传染病防控工作的重中之重。

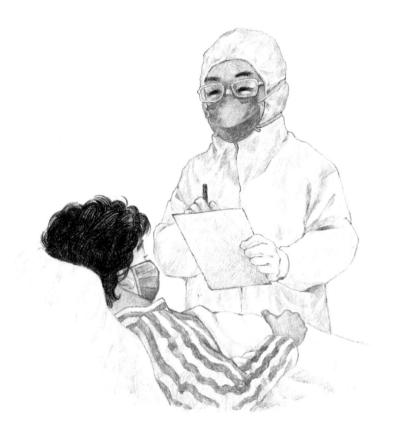

图 12
流行病学调
查人员"全副
武装"与患者
亲切交谈

的墓碑镌刻着这样一句话:"偶尔在治愈,常常在帮助,总是在安慰。"帮助患者、安慰患者,自然也能得到患者的支持与帮助(图 12)。

　　那么究竟什么是流行病学调查?疾病预防控制中心的医生到底是怎么进行流行病学调查的呢?流行病学调查能给我们防控疫情提供哪些帮助呢?

　　流行病学调查,通俗讲就是用专业的方法去调查流行病、传染病的传播规律和影响其传播的因素。科学的流行病学调查结果,对流行病和传染病的防控将起到决定性的作用。它将影响国家疾病防控策略的制定,也将影响大众对疾病流行的看法和每个人的生活。

流行病学调查都包含哪些内容呢？简单来说就是要问清楚患者什么时间发病，有哪些症状，什么时间去了哪些地方，分别接触了哪些人或者哪些东西，密切接触者是谁？有了这些信息，再根据我们的专业知识进行分析汇总就能对疾病的控制提出科学的方案了。

在人类的历史上对疾病的认识和研究从未间断过，特别是新发的传染病疫情，大家初始对新发的疾病都很难全面系统地认识，但是随着专业流行病学调查人员抽丝剥茧、细致入微地用心开展流行病学调查防病工作，就一定能够掌握疫情防控工作的关键（图13）。下面这个真实事例是有关于对病例的密切接触者的细致研究。

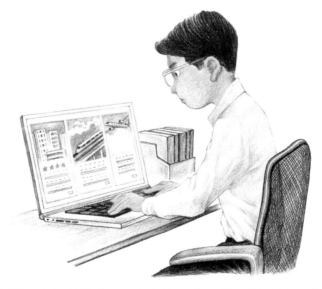

图 13
流行病学调查人员需要调查清楚患者与密切接触者的活动轨迹及接触人员

何谓"密切接触者"？密切接触者通俗地说就是和感染某种病原微生物的患者或高度疑似病例有过直接接触的人。同样还是以发生在2009年的甲型H1N1流感为例，疫情初期全世界的科学家经过初步研究认定甲型 H1N1 流感的传播途径是空气传播，也就是说一旦一架飞机上有一名患者确诊，那么整架飞机的乘客都应该被认定为密切接触者而应该被隔离，接受医学观察。但是，在疫情进行当中，来自中国的科学家通过对国内某省的旅游团发病患者的细致流行病学调查（细致到明确掌握了旅游车上每位游客的具体座位，每次用餐时游客们的座位等信息），并对流行病学调查资料进行了科学的分析，得出了惊人的突破性结论：甲型 H1N1 流感的主要传播途径是经飞沫传播，不是经空气传播。这意味着什么呢？这改变了整个甲流防病方案和策略，将会节省大量的防护物资，减少大量不必要的防控工作，大大降低受疾病影响的人群数量，对整个社会的稳定也起着巨大的作用。这说明不同传染性疾病的密切接触者的接触方式和认定范围也是不同的，这需要通过流行病学调查和现场情况由疾病预防控制中心的专业人员给予综合评定。比如冬季常见的感染性腹泻——诺如病毒感染，其传播途径为接触传播，感染病例的密切接触者就是所有接触和照顾过患者的人。这次的新型冠状病毒肺炎，它的主要传播途径是呼吸道飞沫传播和密切接触传播，与患者或者高度疑似病例同在一个密闭环境内相处过的未经过全面防护的人都可以被认定为密切接触者。密闭环境主要包括同一居室、同一交通工具等。交通工具中，乘坐飞机的患者前后三排的乘客，密闭高铁硬座车厢、硬卧车厢或软卧包厢，非密闭普通列车的软卧包厢和硬座、硬卧的前后格的旅客，密闭长途客车的整个车厢、非密闭车辆的前后三排，轮船的同一舱室内都算作密切接触者。特别提示，某人如与患者接触期间，患者有高热、打喷嚏、咳嗽、呕吐等剧烈症状，不论时间长短，此人均应作为密切接触者。而在社区当中散步时大家只要不是面对面进行过聊天，并且保证在散步过程中都

密切接触者指和感染某种病原微生物的患者或高度疑似病例有过直接接触的人。疾病传播途径的确定对密切接触者的认定起到决定性的作用。

戴有口罩的话，一般情况下是不会被判定为密切接触者的。

当然，在流行病学调查工作当中，除了用心对待被调查者，细致开展调查工作之外，经验也是十分重要的。比如在流行病学调查过程中，被调查者说去往某个地方参加什么活动，就一定要有一系列的问题跟进：什么时间去的？乘坐了什么交通工具？花了多长时间？遇见了哪些人等。问得越清楚越仔细，对于密切接触者的认定就越准确。有时被调查者说起晚饭时吃了火锅，那就一定要问问共同就餐者有哪些（通常火锅都不是自己一个人去吃的），也可以更多地发现潜在的密切接触者。还有患者说家住在 19 楼，后续就要问是否乘坐了电梯，在电梯上遇到了哪些人，有没有交谈，等等。有时，有些被调查者并不是患者，可能只是密切接触者，他们因为各种原因经常会回避一些问题，这时我们就需要理清整体思路，按照逻辑细致调查，不能让可能存疑的信息误导我们，从而得出不正确的结论。

科学的流行病学调查之后是有效的密切接触者管理。假如您身边有人最近从疫区回家，同时又有咳嗽、发热、乏力等症状，那就需要他及时就诊。首先要戴好口罩，一定不要乘坐公共交通工具，尽量自行驾车前往或是拨打 120 急救电话，尽量使用楼梯不乘坐电梯，同时叮嘱他告诉家人和可能与他有过接触的人先不要出门，不要再接触其他人，等待疾病预防控制部门的统一安排。只有这样才能尽可能地减少密切接触者的数量，才能降低暴露的风险。如果他真的被确诊为新型冠状病毒肺炎病例，疾病预防控制中心的工作人员会通过流行病学调查确定他的密切接触者，将与社区工作人员一起对密切接触者开展隔离和医学观察工作。目前可选择的密切接触者的隔离方式有自行居家隔离和到每个区县的指定集中观察点接受隔离。在

新型冠状病毒肺炎传播的密闭环境判定，特别是交通工具密闭环境的判定比较复杂。

隔离过程中出现发热等症状的会由急救中心的工作人员负责转运后接受进一步的治疗。随着疫情防控工作的不断深入，管理部门会统筹社区和疾病预防控制部门，利用铁路、航空网上订票信息及各级监控等大数据尽可能地发现潜在的密切接触者，并在相对固定的场所进行医学隔离观察。

　　依靠我们流行病学调查人员的耐心、细致、经验及科学方案，一定会制作出一份份最科学、最精确的"寻人启事"。科学的流行病学调查和有效的密切接触者管理，再加上医疗、检疫、消毒、个人卫生、居家隔离、旅行限制、医院内感染控制、公共卫生信息沟通等综合性干预措施，为切断传染病的传播途径及整个疫情的防控起到非常重要的作用。

撰文：万博宇

审核：孙昕霙

参考文献 ————————

国家卫生健康委办公厅.国家卫生健康委办公厅关于印发新型冠状病毒肺炎防控方案（第五版）的通知 [EB/OL]. (2020-02-21)[2020-02-22]. http://www.nhc.gov.cn/jkj/s3577/202002/a5d6f7b8c48c451c87dba14889b30147.shtml.

科技日报.中国开始甲流第二波疫情,中西部或成主战场 [EB/OL]. (2009-10-22)[2020-02-22]. http://www.chinanews.com/jk/jk-jkyf/news/2009/10-22/1924976.shtml.

詹思延.2017.流行病学（第八版）[M].北京：人民卫生出版社.

第五章

流体力学
病毒传播的翅膀

　　"飞沫"是新型冠状病毒肺炎疫情发生时媒体上的高频词。当年的 SARS 和近期的新型冠状病毒肺炎，呼吸道飞沫都是它们主要的传播方式之一。飞沫是指口液的细小点子，俗称"唾沫星"。《红楼梦》第五十八回中贾宝玉的大丫鬟袭人教导小丫鬟芳官说："嘴儿轻着些，别吹上唾沫星儿。"这个"星"字就将飞沫的细小特征刻画得形象生动。但是，你知道飞沫是如何"飞"的吗？这就涉及流体力学的知识了。

　　流体通常泛指气体和液体。不同于固体，流体没有固定的形态，在被施加剪切力的时候会发生形变。流体在快速变形的时候，会产生一种抵抗力，一旦流动停止，这种抵抗力也就消失了。流体这种抗拒自身发生变形的力被称为"黏性力"。不同的流体存在不同的黏性力。有些流体的黏性力很大，有些流体的黏性力很小。

　　日常生活中，大部分能接触到的流体是牛顿流体。它的形变率和剪切力呈线性关系。部分流体为非牛顿流体，其形变率和剪切力呈非线性的关系。人体内的血液是典型的非牛顿流体。在心血管领域，血液如何在狭窄的血管内流动及血管对其的剪切作用力，是科学研究领域的热点。

流体力学广泛应用于人类的生产生活中，如飞机、高铁、汽车的流线设计，冲水马桶的设计，空调出风口的设计等，都由流体力学理论支撑。就连喷嚏中小液滴的运动轨迹、直径分布，以及人打喷嚏带来的强烈气流运动，都属于流体力学研究的典型内容。

流体力学的一个重要分支是计算流体力学。计算流体力学是采用计算机求解控制流体流动的偏微分方程组的学科。流体力学与计算流体力学有什么区别呢？以传播病毒的喷嚏飞沫为例，喷嚏引致的流动速度越快，飞沫被传输的距离越远。普通流体力学研究通常以实验为载体，通过摄像或各种实验手段，真实地监控飞沫的传输距离及喷嚏液滴的直径。而计算流体力学则通过计算机求解连续性方程（表明流动着的空气质量是守恒的）与动量方程（表明空气的流动满足牛顿第二定律），获得近似的流动流场。同时，将喷嚏液滴模拟为小颗粒，通过复杂的碰撞聚并模型可以计算出喷嚏液滴的直径和分布。

一些文献表明，流行性感冒病毒的直径约为 0.1 微米，但因为其需要附着在唾液等飞沫上，所以喷嚏载体的空气动力学直径要大于 2.5 微米。同时，这些喷嚏载体的尺寸区别很大，有非常微小的颗粒，也有大到肉眼可以观察到的液滴。由于液滴在室内很容易蒸发，其尺寸会很快变小，尺寸较小的液滴可以在空气中悬浮很长的时间，并进入再循环气流中。

科学家通过流体力学及计算流体力学研究，确定了麻疹通常是通过气溶胶传播的。那么何谓气溶胶？气溶胶是指由固体或液体小颗粒分散并悬浮在气体中形成的胶体分散体系。在气

流体力学与计算流体力学可协助医学，成为传染性疾病研究的有力工具。

溶胶中，弥漫着大量的固态或液态小颗粒。由于周围空气的流动，这些颗粒相互碰撞、聚并，从而直径增加，发生沉降；同时，小颗粒附近若存在高速气流，高速气流表面较大的剪切力也能"撕碎"小颗粒，导致小颗粒直径减小，更容易漂浮。

气象中的云、雾、霾，工业中的烟和尘，生活中定型头发的摩丝，这些都是气溶胶的例子。病毒气溶胶则是在气溶胶的颗粒中有病毒附着。相比于飞沫传播，病毒气溶胶传播更加持久、危害更大。但是，病毒气溶胶一般是在某些特殊的条件下才能产生，例如临床上医生抢救呼吸困难的患者，进行气管插管等专业医疗操作时，由于患者的气道直接开放到空气中，很有可能形成病毒气溶胶。此时医生除了穿好防护服、戴好口罩，还要佩戴护目镜及专业防溅屏。室外流动的空气中是很难存在病毒气溶胶的。开窗通风，只会净化室内空气，不会引入病毒气溶胶。

这些都是影响病毒传播的因素。不同传染性疾病传播途径不一样，埃博拉病毒主要是通过接触传播，2003 年的 SARS 主要通过呼吸道飞沫传播和接触传播。

科学家将流行性疾病研究与流体力学研究完美地结合起来。他们通过疾病传播模型，将打喷嚏、咳嗽与流体力学联系在一起。那么，从嘴里出来的液滴究竟有多大？究竟携带了多少微生物？究竟在空气中能够传播多远呢？

流体力学科学家用高速相机捕获人体打喷嚏的瞬间（图 14）。一个喷嚏暴发之后，大量的唾液和黏液（绿色）从嘴中射出，但掉落速度相对较快。而空气射流形成的湍流则携带较小的液滴（橙色），最多漂移 8 米。如果以慢动作播放视频，将会清楚地看到口腔中猛烈喷发的唾液，分解成小液滴，以及悬浮在湍流空气中的全过程。可以依据视频测量液滴直径及液滴速

病毒载体在气溶胶中会处于悬浮状态，因此通过气溶胶传播的持续时间会更久。但日常生活场景中很少有病毒气溶胶出现。

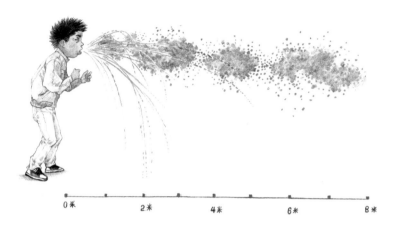

图 14
打喷嚏之后的液滴和湍流

度的所有数据，这些数据有助于解释病毒传播的范围和规律。

传统思维认为喷嚏不会喷太远，较大的喷嚏液滴会在 1~2 米之内掉落到地面。但是，研究表明，在房间角落的人打喷嚏，其中的小液滴可以传播到房间的大部分区域，即使在通风的情况下也是如此，甚至可以向上游传递。由于喷嚏引发的湍流动态变化，较大的喷嚏液滴传播远达 8 米，咳嗽的液滴可以传播 6 米，并保持悬浮状态。这些液滴最多可以悬浮 10 分钟。

这个结论对医护人员和普通大众有着重要的意义。医学专家不断强调的"咳嗽礼仪"就是基于对传染性疾病的流体力学研究而提出的。

还有一些其他实验的录像显示，打喷嚏的时候，液体以阶梯状分解，就像好莱坞大片中的爆炸慢动作一样：液体从口腔中喷出时是片状，然后被刺穿变成环状，紧接着被气流拉伸，环状断裂，留下细丝，细丝上形成少量流体珠，进一步伸长并破碎，最终形成液滴（图 15）。

这意味着液滴的形成可能会受到湿度和温度等环境条件的强烈影响，有助于解释为什么某些疾病（例如流行性感冒）往往会在一年的某些时候更频繁地发生，因为此时的环境条件更

喷嚏液滴最远可以漂移 8 米，液滴甚至可以向上游传输。

图 15
液体从口腔
中喷出被气
流拉伸后最
终形成液滴

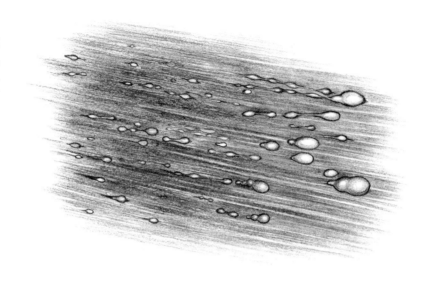

良好的通风
系统设计可
以防止交叉
感染。

有利于某些微生物的扩散和生存。

　　流体力学不仅被用来研究打喷嚏，而且它还与计算流体力学一起被广泛应用于研究污染物扩散、毒气扩散等过程，研究尺度小到毫米级别，大到整个城市规模的体量。在医院的新风系统、中央空调系统的设计中同样会用到流体力学。医院的设计者可以从相关研究中获得一些参考，通过流体力学对病房的模拟仿真计算，可以获得床位及通风系统的最优设计方案，减少交叉感染。

　　流体，在生活、生产中无处不在；流体力学，在传染病传播的研究中必将发挥重要作用。

撰文：李东岳

参考文献 ————————

陈帆, 等. 2004. 多病床非典病房的气流分布研究 [J]. 建筑热能通风空调, 23(1): 21–33.

Lok C. 2016. The snot-spattered experiments that show how far sneezes really spread[J]. Nature, 543(7605): 24–26.

第六章

蒙上你的口鼻
新型冠状病毒的防护

或许谁也不曾想到，自己的 2020 年会从抢购口罩和消毒水开始；或许谁都未曾预料，多年盼望的春节假期延长，是以宅在家中的方式实现。新型冠状病毒肺炎的疫情就像是一场肃杀冬日里的焦灼"战争"，不知不觉间，每一个人都已经身在战场之上，甚至我们还不清楚要面对的是什么样的"敌人"。

一、它是谁

冠状病毒是一大类病毒的名称，在新型冠状病毒出现之前，有 6 种冠状病毒可引起人类疾病，其中包括大名鼎鼎的 SARS 冠状病毒和 MERS 冠状病毒。大多数的冠状病毒传染力及毒力较弱，是普通感冒的常见病原体之一。本次疫情的"罪魁祸首"——新型冠状病毒是一种有包膜，颗粒呈圆形或椭圆形，直径在 60~140 纳米的微小个体，与它的"前辈们"相比，它的传染性较强，甚至可与 SARS 冠状病毒"掰掰手腕"。但新型冠状病毒更"隐忍"、更"狡猾"。它有着 1~14 天的潜伏期；它可以在人体内蛰伏、播散，又不引起明显症状；当它遇到年老体弱，基础疾病较多的目标时，又会骤起发难，使患者一周以内快速出现呼吸衰竭，甚至生命垂危。

这就是我们的"敌人"，看不见、摸不到、无迹可寻，又仿佛无处不在。面对这样的"敌人"，每一个人该如何保护自己？

二、它是如何传播的

根据目前国家颁布的新型冠状病毒感染肺炎诊疗方案（以下简称"诊疗方案"），目前所见传染源主要是新型冠状病毒感染的患者，无症状感染者也可能成为传染源，而较为明确的传播途径，是呼吸道飞沫传播和密切接触传播，在相对封闭的环境中长时间暴露于高浓度气溶胶情况下存在经气溶胶传播的可能。

何为呼吸道飞沫传播？飞沫是人在咳嗽、打喷嚏，甚至说话时，由呼吸道进入外部环境的液滴，直径普遍大于 5 微米，传播距离普遍在 2~3 米，部分可达 6~8 米。已感染者的呼吸道黏膜及分泌物中会存有病毒，并随着飞沫播散开。这些飞沫，恰恰是病毒"攻城略地"的"秘密武器"。对于飞沫传播的疾病，我们防控最为简单有效的办法是躲到它的"射程之外"。在无法判断谁是患者的情况下，避免出入人员密集的公共场所，肃清身旁 2~3 米范围是最为行之有效的规避措施。对于老人、身体情况欠佳的人来说，"退避三舍"尤为重要。这也是为什么在疫情中，会有很多专家建议、官方政策鼓励大家"待在家中，减少聚会"。既保护了自己，也避免了病毒的进一步传播。

当然，社会的正常运转，也需要一些岗位有人值守，有些时候我们无法避免外出。当不得不直面病毒可能的"火力打击"时，口罩则是人们最切实有效的防护装备，是阻隔病毒与我们自身呼吸道之间的坚固"城墙"。考虑到"敌人"的特性及不同口罩的防护效能，当我们以阻隔呼吸道飞沫为目的时，应佩戴医用外科口罩；而对于直接接触患者的医务人员来说，

新型冠状病毒肺炎感染的途径主要为呼吸道飞沫传播和密切接触传播，在相对封闭的环境中长时间暴露于高浓度气溶胶情况下存在经气溶胶传播的可能。

阻断呼吸道飞沫传播主要依靠远离人员密集的公共场所，以及正确佩戴口罩。

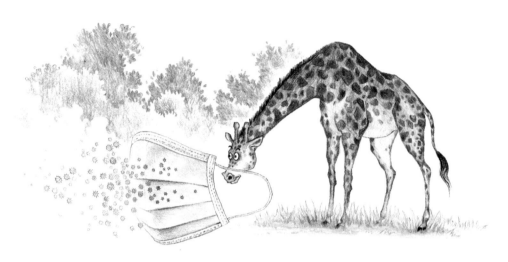

图16
医用外科口
罩可以有效
防止附着病
毒的飞沫进
入呼吸道，
非医疗专业
人士使用足矣

需佩戴医用防护口罩，即大家平时常说的KN95口罩。普通的纱布口罩、清洁口罩等，均难以担当此等重任。有了好的装备，也要会用才能起到防护作用。对于口罩而言，确保气密性是保证防护效能的关键环节，正确的佩戴方式尤为重要。外科口罩及KN95口罩均在口罩的一端附有金属丝，这是称为"鼻夹"的结构，是为了配合每个人高低不同的鼻部，充分塑形贴合面部（图16）。因此，有金属丝的一端应该在上方，并在佩戴后向下按压使之与面部充分贴合。口罩的防护是有时效性的，一般医用外科口罩可连续使用4个小时左右，KN95口罩可使用6~8个小时。如长时间佩戴，则需定期更换。

如果说飞沫传播比较容易被大家理解与接受，那么从第四版诊疗方案中添加的"密切接触传播"则在提出时引起了不小的议论和恐慌。有人开始囤积手套，甚至有人在询问是否需要穿着雨衣上班。其实，密切接触传播并不像字面所写的那样，只要触碰到就会传染。新型冠状病毒的密切接触传播，是指接触到"黏膜"，单纯的皮肤接触，是不会造成感染的。因此，手套、雨衣大可不必，我们需要的，是先明白病毒如何接触到黏膜。当我们戴好口罩出入公共场所，大家默契地各自散开数米，自认为万无一失时，殊不知"敌人"也在绞尽脑汁寻找其他的突破口。当带有病毒的飞沫在 2~3 米的范围内无法找到可以攻陷的目标时，就会在扶手、台面、桌面，甚至口罩的外表面等地方停留，伺机而动。没有人会用自己的口鼻眼睑接触这些地方，所以病毒瞄准了我们的双手。人们的双手触摸到有病毒停留的扶手、台面时，病毒沾染在手上（图 17）。当我们出于各种原因，掀开口罩用手接触口鼻，或者不经意间揉揉眼睛，就完成了"密切接触传播"。

正因为如此，阻断密切接触传播，最有效的方式不是手套、雨衣，而是"不乱摸、勤洗手"。正确的洗手方式应确保洗到掌心、掌背、指侧、关节、手指前端等各个部位，并应持续一定的时间，不可草草了事。世界卫生组织推荐的"六步洗手法"现可在诸多平台查阅。需要特别提出的是，在条件允许

病毒接触黏膜造成的感染是密切接触传播，污染的双手是密切接触传播的主要途径，及时清洗双手可有效避免密切接触传播。

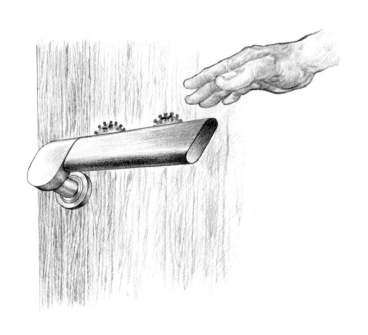

图 17
密切接触传播是新型冠状病毒传播的途径之一，要做到"不乱摸、勤洗手"

时，应首选流动水及肥皂洗手。而"免洗手消毒液"仅可在双手无肉眼可见污物时使用。

三、它往何处去

新型冠状病毒没有双脚也没有翅膀，没有人类的"鼎力相助"，它哪里也去不了。作为这场防疫战的一员，每一个人都要尽己所能切断病毒的传播途径。由于存在无症状感染者，我们不能排除周围擦肩而过的人就不是感染者，因此要做好自我防护。同时，我们也应该将自己视为潜在感染者，避免向外界传播更多的飞沫。切断向外传播的方式被称为"咳嗽礼仪"。与其说是礼仪，更不如说是我们对于社会的责任。为了不做病毒的传播者，当咳嗽、打喷嚏的时候，用纸巾遮掩，可以有效减少飞沫的传播。需要注意，即便情急之下，也不要用手去遮挡，一方面，手上本身可能就会有其他病原体，它们会由此侵入；另一方面，喷嚏、咳嗽后沾染病原体的双手再次触摸任何地方，依然会造成传播。情急之时，可以用弯曲的手肘内侧进行遮挡，此部位相对不易接触台面、扶手等公共设施，一来相对清洁，二来不易造成进一步传播。当每个人都做到"咳嗽礼仪"时，就可以很大程度上减少病毒在人与人之间的传播，让新型冠状病毒"就地伏法"，无处可去。

做到"咳嗽礼仪"，可以减少呼吸道飞沫的产生，对于疫情防控有积极的作用。

每当疫情来临，比病毒蔓延更快的是人群的恐慌，而大部分的"阵地失守"又来源于极个别人的不以为意。理智与冷静是做任何决策的前提，知识和经验则是我们应对得当的最大保障。维持心态平和，积极接收信息。战胜疫情，一定是我们每一个人共同努力的结果。

撰写：于鲲遥

审核：孙圣华

参考文献 ——————————

国家卫生健康委办公厅.国家卫生健康委办公厅关于印发新型冠状病毒肺炎防控方案（第五版）的通知 [EB/OL]. (2020-02-21)[2020-02-22]. http://www.nhc.gov.cn/jkj/s3577/202002/a5d6f7b8c48c451c87dba14889b30147.shtml.

国家卫生健康委办公厅,国家中医药管理局办公室.关于印发新型冠状病毒肺炎诊疗方案（试行第六版）的通知 [EB/OL]. (2020-02-19)[2020-02-22]. http://www.nhc.gov.cn/yzygj/s7653p/202002/8334a8326dd94d329df351d7da8aefc2.shtml.

第七章

攻与守
病毒与人体的战斗

从艾滋病、SARS、流行性感冒、MERS、埃博拉出血热……到今天的新型冠状病毒肺炎，这些令我们恐惧的疾病的"罪魁祸首"都是一种称为"病毒"的微生物。病毒是什么？它如何生存？又如何进入人体并致病？人类如何努力摆脱它的控制？在很长一段时间里，人类对这些问题都无从回答。随着科技的发展、检测水平和仪器的进步，以及长期与疾病斗争的经验，人类对病毒已经有了一定的认识。但是，我们距离彻底控制病毒、控制传染性疾病的目标，还有相当长的路要走。

一、病毒是什么

病毒非常微小，较小的仅有十几纳米（1 纳米 $=10^{-9}$ 米）大，肉眼是看不到的。因此，病毒刚刚入侵人体时，人体往往没有感觉。决定病毒致病力的还有病毒的遗传稳定性，如果病毒绝对稳定，那么人类就可以想出办法战胜病毒。但是，事实并非如此。不同类型病毒的稳定性不尽相同。一般说来，RNA 病毒较 DNA 病毒更不稳定，尤其是单链 RNA 病毒，由于没有了双链之间的相互"校对"作用，在复制过程中就容易因出错而发生变异，如流行性感冒病毒、SARS 冠状病毒、MERS 冠状病毒和最近出现的新型冠状病毒都是单链 RNA 病毒。病毒的变异过程就像逃犯在亡命天涯的过程中不断"易容"一样，以期能够逃过宿主（指携带或感染了微生物的动植物，如人、猪等）"免疫部队"的监视与打击，使得疾病不易被控制。这就是我们担心病毒出现变异的主要原因。

二、病毒如何生存

病毒生存的唯一途径就是不断自我复制，但它们自身无法完成这一过程，需要感染宿主细胞并利用宿主细胞内的"生物工厂"进行自我复制。为此，病毒采用"欺骗"等手段将自身的遗传物质核酸输入到宿主细胞内，利用宿主细胞内的原材料复制自己，一旦复制到一定规模，时机成熟时就会破坏宿主细胞逃逸出去。通过感染更多的宿主细胞，进一步进行复制。当然，在这一过程中，发现"敌情"的宿主免疫细胞也会对病毒发起猛烈"反击"。能否逃脱"反击"，也是决定病毒命运的关键因素。

但是，病毒在人体外独立生存的能力非常弱。在外界自然环境中很难独立长期存活，如流行性感冒病毒在空气中仅可存活 30 分钟，SARS 冠状病毒在塑料、玻璃、金属、布料等材质上可存活 2~3 天。新型冠状病毒对紫外线和热敏感，56℃保持 30 分钟、75% 酒精或含氯消毒剂等均可有效灭活病毒，氯己定不能有效灭活病毒。

三、病毒如何进入人体

病毒的传播者往往是被感染后出现症状的患者，因为出现症状意味着病毒的载量达到了一定的数量级，有时无症状感染者也可能成为传染源。病毒的传播途径有很多种，包括呼

新型冠状病毒对紫外线和热敏感，56℃保持 30 分钟、75% 酒精或含氯消毒剂等均可有效灭活病毒。

病毒的传播者往往是被感染后出现症状的患者，有时无症状感染者也可能成为传染源。

吸道飞沫传播、密切接触传播、粪口传播、蚊虫叮咬传播、性传播、血和血制品传播等，最常见的途径是由飞沫经呼吸道传播。某些病毒可能有多种不同的传播途径，如流行性感冒病毒和 SARS 冠状病毒。

目前所知的新型冠状病毒的传播方式包括呼吸道飞沫传播和密切接触传播，在相对封闭的环境中长时间暴露于高浓度气溶胶情况下存在经气溶胶传播的可能。当新型冠状病毒附着在咳嗽、喷嚏产生的飞沫并随之播散，或者沾染在手上，一旦病毒接触到口、鼻、眼的黏膜，由于黏膜比较脆弱，病毒就可能乘虚而入，以 ACE2 作为受体感染黏膜细胞，从而顺利进入到细胞内。

四、病毒如何致病

在自然界中，病毒在传播时会遇到不利环境和机体天然免疫系统的抵抗作用，因此只有达到一定数量的病毒，经过一定的传染途径，成功逃逸机体"免疫部队"的监视，并接触到易感细胞才能构成感染。例如，SARS 冠状病毒的重要靶器官之一就是肺组织，因为 SARS 冠状病毒结合的受体主要是 ACE2，而其主要表达于呼吸系统或其他系统的细胞。SARS 冠状病毒入侵肺组织导致弥漫性肺泡损伤，破坏肺的换气功能，引起严重急性呼吸综合征。

1. 病毒复制直接破坏宿主细胞

病毒入侵肺组织后，一旦大量复制，就会沿着气管、支气管向肺组织深部进发。在病毒进一步大规模自我复制的过程中，宿主细胞原本的功能受到影响，细胞新陈代谢发生紊乱。并且短时间内大量子代病毒释放，最终将裂解宿主细胞造成损伤，导致大量呼吸道纤毛上皮细胞受染、变性、坏死和脱落。坏死的细胞和被杀死的病毒等会堵塞呼吸道，影响呼吸功能。

在被感染的细胞被破坏和清除的过程中，咽喉等部位会发生肿痛。随着病情的发展，将导致弥漫性肺泡损伤，肺的换气功能被破坏，引起低氧血症，严重者会出现急性呼吸窘迫综合征，甚至丧失生命。

2. 细胞因子"风暴"

在人体免疫细胞对抗病毒的过程中会产生大量的细胞因子，细胞因子协助人体抵抗外界病原微生物的入侵。但是，这种反应并不是绝对精准可控的，过度反应会对人体自身造成明显的伤害。这种由病毒感染引起宿主的细胞因子功能紊乱或失调，可能造成宿主脏器功能被破坏，导致疾病加重，犹如海上风暴般一发不可收拾，因此被称为细胞因子"风暴"式变化（图18）。例如，

人体被新型冠状病毒感染后，机体出现过强免疫反应，诱发细胞因子"风暴"，是疾病加重的重要原因之一。

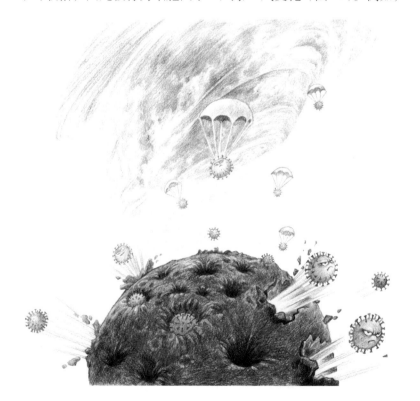

图 18
病毒入侵细胞后大量繁殖，直接破坏细胞；人体过强的免疫反应诱发细胞因子"风暴"，杀敌一千，自损八百

人体被流行性感冒病毒或SARS冠状病毒感染后，机体出现过强免疫反应，诱发细胞因子"风暴"，导致全身炎症反应，出现肺炎、心脑血管并发症、急性呼吸窘迫综合征、休克及多脏器功能衰竭，这些是导致重症发生和患者死亡的主要原因之一。

3. *病毒抗宿主天然免疫作用*

病毒与宿主细胞在进化过程中相互依存、相互作用，因此病毒具有一系列抗宿主天然免疫的机制，也成为其致病的主要环节。如乙型肝炎病毒可以作用于干扰素系统，降低干扰素的抗病毒作用，人类免疫缺陷病毒（导致艾滋病的病毒）的gp41蛋白由于与宿主MHC-II类分子长得像（同源），让人体的免疫系统误以为是"自己人"而不能够被免疫识别。

4. *病毒的变异*

病毒变异是病毒致病的重要原因。病毒表面的包膜或者无包膜病毒的衣壳蛋白上均有吸附于细胞受体的配体。当病毒表面的重要蛋白发生抗原变异，则可逃逸抗体对原有抗原的识别，从而引起新的感染。例如流行性感冒病毒的抗原性极易发生变异，尤以甲型流感病毒为著。同样，SARS冠状病毒在传播过程中，也出现了较多的变异现象，这可能与人类宿主的适应性有关，也可能是其在人群中大规模传播的重要原因。

5. *病毒转化细胞的作用*

病毒中的DNA病毒，如EB病毒、人乳头瘤病毒、乙型肝炎病毒等与肿瘤的发生有密切的关系。它们把自己的DNA片段整合到人体DNA内，随人体DNA一起复制，从而达到"共生"。这些病毒也被称为肿瘤病毒，可导致人类恶性肿瘤的发生。

五、人体如何反击

病毒入侵人体后，人体的免疫系统会迅速出击，守在前线的称作天然免疫系统。所谓"天然免疫"系统，是指与生俱来的防御机制，是机体对付病原微生物入侵的第一道防线，对各种致病因素一律抵抗，无特异性（也就是无针对性）。但成千上万的病毒大军成功进入人体后，总有些病毒会躲过天然免疫系统，通过一系列"伎俩"钻过细胞膜进入细胞内，一旦进入，便可控制细胞。DNA 病毒会将自己的核酸整合到宿主细胞的 DNA 上，随宿主细胞的 DNA 一起复制。

人体还有第二道防线：获得性免疫，就是人体被病原体感染后，产生免疫球蛋白和免疫淋巴细胞，从而使机体获得抵抗感染的能力。在病毒入侵很短的时间内，人体就会产生一类称为 IgM 的抗体，不过这类抗体的效力比较弱；经过数天到数周的时间，一种称为 IgG 的更强抗体产生了。一旦 IgG 抗体产能最大化，病毒被消灭往往就指日可待了。

在对抗病毒时，信息会反馈给大脑，大脑调动全身投入"战斗"。虽然这一反应会使人体感到"浑身酸痛"、"没力气"等不适，但是，这些反应可以帮助人体更好地休息，积攒抗击病毒的力量。发热是病毒感染的主要临床表现之一，在一定范围内的体温升高，会使病毒生存的环境变得不再适宜，有利于控制病毒的复制与对人体的破坏，但是，过高的体温对人体脏器也会产生一定的伤害。当呼吸道堆积了大量死细胞和被杀死的病毒的时候，人体还会通过咳嗽等物理办法把它们排出体外，起到清理"战场"的作用。

病毒入侵之始，敌我双方发生"混战"，在病毒毒力过强、数量过大或人体免疫力本身受损时，有可能会"失守"。在疾病恢复的后期，病毒被"打退"，人体的免疫细胞会逐渐恢复到"非战时"状态。当然一部分会保有"这场战争的记忆"，它们会在体内"巡逻"，防止"敌人"再次来犯。这时，那些死去的细胞会被新的细胞代替，人体逐渐恢复健康状态。

如出现发热、乏力、肌肉酸痛、咳嗽、咳痰、气促等症状，应引起重视；如病情进展较快，需做好防护，及时到定点机构就医。

六、病毒所致疾病的防与治

人们对多种病毒基因的结构、功能等深入的了解大大推进了抗病毒药物的研发。根据作用机制，抗病毒药物目前可分为三类：一是抑制病毒复制的药物，如用于甲型流行性感冒、乙型流行性感冒治疗的奥司他韦，用于乙型肝炎治疗的恩替卡韦等；二是免疫调节剂，调整机体对病毒感染的应答反应，如干扰素；三是直接作用病毒颗粒、破坏病毒结构。除此之外，中医中药在救治方面也具有一定作用。

不同病毒所致疾病需要不同对待。如普通感冒，大部分是由鼻病毒、普通冠状病毒、副流感病毒等所致，其中以鼻病毒最为多见。普通感冒是一种自限性疾病，即在不用药的情况下，人体的免疫系统也可以战胜它。其治疗以对症治疗、缓解感冒症状为主。无并发症的普通感冒一般 5~7 天后可痊愈。而流行性感冒往往更需要引起我们的重视。流行性感冒与普通感冒的区别：一是流行性感冒具有流行性，短时间会出现大规模暴发，而普通感冒都是散发病例；二是流行性感冒的呼吸道症状重，易发高烧，而普通感冒症状轻，出现高烧少；三是流行性感冒的并发症重，而普通感冒呼吸道并发症轻，这是二者的主要区别。对于流行性感冒，抗病毒治疗尤为重要，应尽早应用抗病毒药物，在出现流行性感冒症状后 48 小时内使用最为有效。然而对于 SARS 冠状病毒、MERS 冠状病毒和新型冠状病毒，目前尚未发现有针对它们的特异性抗病毒药物。

因此，对于这类病毒导致的感染性疾病，目前最重要的医疗手段是对症支持、防治并发症和合并症。通过呼吸支持，帮助患者度过呼吸窘迫的时期，坚持到数周后机体的免疫系统产生大量抗体来消灭病毒（图 19）。这也是基础免疫力差的患者容易发病、病情重和死亡率高的原因。当然，目前新型药物的

目前还没有针对新型冠状病毒的特效药，主要以对症支持治疗为主。所以预防就极为重要，拒绝野味，减少不必要的外出，做好居家隔离。

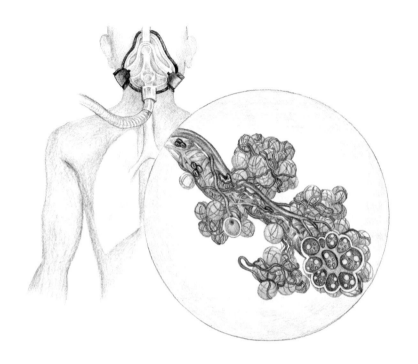

图 19
呼吸支持帮
助患者度过
呼吸窘迫的
时期，坚持
到数周后机
体的免疫系
统产生大量
抗体来消灭
病毒

研究正在开展，希望能尽快找到针对性的药物，帮助人类战胜
这种疾病。

　　防病永远比治病更为重要。接种疫苗是预防病毒性疾病
的重要措施，在流行性感冒的防治中已经显示出巨大的作用。
对儿童和 65 岁以下的成年人接种流行性感冒疫苗，可减少
70%~90% 的发病率。对 65 岁以上的老人，预防接种也能够减
少 30%~40% 的发病率，同时可减少 20%~80% 的病死率。希
望尽快研制出针对新型冠状病毒的安全、有效的疫苗。

　　病毒离不开宿主细胞，它存在的目的就是繁殖自己，而
不是杀死宿主。因此，病毒在演化过程中有可能会朝着低毒
力、强传染性的方向发展。SARS 和 MERS 的死亡率分别达到
约 10% 和 40%，这并不是大部分病毒的发展趋势。新型冠状病

毒的传染性高于 SARS 冠状病毒，但病死率从目前数据看低于 SARS 冠状病毒，最终需要等待疫情结束才能得到准确的结果。SARS 冠状病毒的自然宿主本来不接触人类，当年 SARS 暴发是否是人类破坏了某些自然平衡，值得我们每个人认真思考。人类应该重新思考如何与自然及其他物种和谐相处。

撰文：崔　瑷　盛晓文

参考文献 ————————————

代嫣嫣，夏帅，王茜，等 . 2016. 人类高致病性冠状病毒 SARS-CoV 和 MERS-CoV 的流行与突变——共性与个性特征的启示 [J]. 生命科学，28(3): 357-364.

国家卫生健康委办公厅，国家中医药管理局办公室 . 关于印发新型冠状病毒肺炎诊疗方案 (试行第六版) 的通知 [EB/OL]. (2020-02-19)[2020-02-22]. http://www.nhc.gov.cn/yzygj/s7653p/202002/8334a8326dd94d329df351d7da8aefc2.shtml.

国家卫生和计划生育委员会，国家中医药管理局 . 2018. 流行性感冒诊疗方案 (2018 年版)[J]. 中国感染控制杂志，17(2): 181-184.

林果为，王吉耀，葛均波 . 2017. 实用内科学 (第 15 版)[M]. 北京：人民卫生出版社 .

凌云，狄亚敏，陆青青，等 . 2018. 流行性感冒的病原学特征及其药物治疗进展 [J]. 解放军药学学报，34(2): 159-164.

牛培华，谭文杰 . 2018. 中东呼吸综合征抗病毒治疗研究进展 [J]. 病毒学报，34(5): 599-605.

王振城，赵海燕 . 2010. 病毒感染与人类肿瘤发生的关系 [J]. 医学综述，16(13): 1983-1985.

中国医师协会呼吸医师分会，中国医师协会急诊医师分会 . 2012. 普通感冒的专家共识 [J]. 中华内科杂志，51(4): 330-333.

钟南山 . 2003. 传染性非典型肺炎 (SARS) 诊疗方案 [J]. 中华医学杂志，83(19): 1731-1752.

第八章

不隔离爱
病毒疫情应激心理干预

2020 年伊始，武汉暴发了一场特殊的疫情，使一片热闹祥和的景象，瞬间蒙上了一层阴霾。一种高传染性病毒引起的疫情，不仅使人们美好的春节计划成为泡影，更为民众带来了紧张不安的情绪。人们开始囤积口罩、消毒用品、常用药物，部分紧缺医用物资甚至到了有钱难求的地步。大家整日紧紧地盯着不断攀升的确诊病例数和疑似病例数，心怀惴惴，急躁焦虑（图 20）。

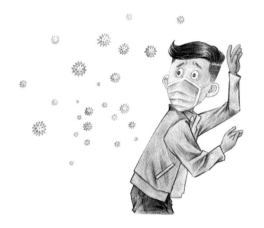

图 20
有些人由于过于担心和焦虑，误以为空气中弥漫着病毒，对飞机播撒药水消毒的消息也信以为真

疫情暴发后，随之产生的不良情绪也在人群中埋下了定时炸弹，有可能致使人体自身的抵抗力下降，更容易被病毒感染。那么，这些不良情绪是如何影响我们的身体的，我们又该如何调整负面情绪，如何积极地面对疫情，提高我们自身抵抗力？且听我细细跟您讲来。

长期的心理应激使免疫力下降，给了病毒可乘之机。面对疫情的来临，就像是敌人攻城，我们的身体相当于被守护的城池。由于疾病对健康和生命安全的巨大威胁，人们在心理上会迅速进入应激状态。应激状态主要分为三个阶段。

第一个阶段——警觉期。打个比方，类似于哨兵发现远方敌情时，迅速向城主汇报，城主调动一切军备准备迎敌。在警觉期，我们的身体会迅速做出反应。对感染者来说，身体的免疫系统会集中火力去"剿杀"病毒，有助于抵抗病毒。但是对于大部分未得病或处于潜伏期的人员来说，随着疫情时间延长，体内的"士兵"暂时无用武之地。

接着进入第二个阶段——抵抗期。打个比方，哨兵发现远方的敌人虽然对自己有威胁，但是却没有真正地攻打过来，也不知道什么时候会攻打过来，"只听见时钟的嘀嗒声，不知道几点几刻"，处于焦虑之中。大部分人在进入应激状态后，会停留在这个阶段，直至发展到沉浸在深深的焦虑与担忧之中。"坏情绪"会引起体内激素的变化，消耗我们的免疫系统。

最终身体会被持续的负面情绪带进第三个阶段——衰竭期。在此阶段，我们的意志已经变得麻木，斗志不再。此时如若被病毒"攻城"，许多人恐怕就要"束手就擒"了。故此，我们最该在第二个阶段，控制好自己的情绪。莫让"坏情绪"破坏了身体的防御力。那该如何控制情绪呢？我们首先要对"坏情绪"有所认识。

长期持续心理应激会使免疫力下降，增加被病毒感染概率。

不同人群都有什么样的心理状态呢？

对于普通人来说，会对各种感觉和身体变化特别关注。将任何的不适都与"疫情"联系起来。哪怕一声咳嗽，都能让人闻"声"色变。对疫情具有不同程度的紧张感，表现出过分的担忧、恐惧，害怕疫情得不到控制，容易烦躁，甚至对疫情的负面影响表达愤怒。人们多采取回避的态度，或者反复地跟进疫情报道，测量体温、消毒，注意力集中于疫情相关内容，而无法从事其他有意义的活动。

对于新型冠状病毒肺炎疑似患者或被隔离者来说，会更容易出现灾难化的体验：可能认为生病是老天对自己的不公，对周围人的评价变得敏感，担心把疾病传染给家人，内心生出许多委屈和自责。由于人群的疏离，他们感到恐慌、沮丧和压抑，甚至会有被抛弃感。有些人会反复清洁，试图消除病毒。其中有些人会因为得不到心理期望的医疗照顾而怒不可遏，而另一些人会否认疾病，拒绝就医，极端者会带病四处游荡，为疫情防控带来更大的风险。

识别负面情绪的小妙招有哪些呢？

第一，我们可以自我察觉。给自己一点时间，坐下来冷静地回想这一段时间自己的心情、做过的事及对其他人的态度是否与以往存在不同。如果发觉有明显变化，或者能够察觉到自己像是变了一个人似的，那么说明你已经处于应激状态之中。

第二，我们还可以让其他人来评价自己的行为状态是否存在过分的地方，如果大家的评价是一致的，也可以说明我们已经沉浸在"坏情绪"里，需要加以调整。

第三，观察自己的身体表现。尽管情绪不会说话，但身体总是很诚实地表达出我们的内心反应。由于长时间处于焦虑状态，人会变得异常敏感，更容易出现头痛、呼吸急促、腹胀、

对于新型冠状病毒肺炎患者或被隔离者来说，会更容易产生应激，更需要心理辅导。

腹泻、便秘、尿频、尿急等症状。通过观察身体表现的变化，有助于我们识别情绪的异常。

如何改善负面情绪呢？有三个锦囊。

第一个锦囊：在应激状态下，我们先要接纳自己的情绪。面对不同的威胁我们都会存在不同程度的情绪反应，譬如焦虑、恐惧、害怕、紧张、愤怒等。这些负面情绪都是人的正常反应，一定程度的负面情绪，有助于提高我们对"敌人"的警觉性。每个人都会存在或多或少的情绪变化，我们不用为之感到羞耻。只要保持对情绪的觉察就可以了。

第二个锦囊：我们要学会给情绪找到一个宣泄的出口。有研究显示，宣泄可以释放负面情绪所引起的压力。我们可以选择与人倾诉、适当运动或聆听轻松愉快的音乐等方式进行情绪释放。人在独处的时候，负面情绪往往是最强烈的。而在与他人建立联系的过程中，人们彼此接纳、分享喜乐、互相鼓励和安慰，甚至做一些积极有趣的事情，都可以很快地平复我们的心情。新型冠状病毒引起的疫情恰逢春节，扰乱了很多走亲访友、外出旅行的计划。在不出门的日子里，我们可以与小伙伴们、亲戚们通过网络和电话多一些友好的交流，互诉情感。疫情虽然隔绝了距离，但是没有隔绝彼此之间的关爱。在如今网络发达的年代，居家防护的我们依然可以做到通过网络"走出"家门，来一次精彩热闹的"云聚会"、"云拜年"。

第三个锦囊：要学会自我关怀，疼爱自己。我们可以写下三件当天发生且让自己觉得充实或快乐的事。我们静下心来慢慢地回忆、体会和书写，然后把它们贴在床头、冰箱上或电脑边等显眼的位置。每当感到焦虑沮丧时，我们就可以看看这些标签，像听到朋友的安慰一样，给自己平静的力量。

恐惧来源于未知，面对不知道的可怕情形，人们的第一反

在应激状态下，人们可以通过接纳自己的情绪，给情绪找到一个宣泄的出口，以及学会以自我关怀等方式来处理负面情绪问题。

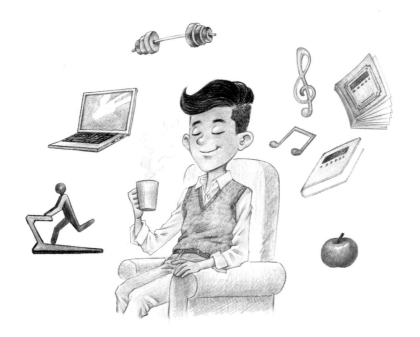

图 21
不能外出时，
听听音乐、
看看书、做
适量运动等，
可以很好地
调整心情

应就是畏惧和逃避。故此，我们首先要行动起来，去了解"敌人"，掌握"敌情"才能更好地防患于未然。但是每天关于疫情和病毒的信息纷繁复杂。这时我们要清楚，了解的信息不是越多越好，而是越可靠、越准确越好。所以，正规官方渠道所发布的信息是我们最为理想的选择。以官方媒体的新闻、发布会等渠道为准，尽量少刷或不刷朋友圈、微信群等，不建议打听"小道"消息。尤其不在睡觉前去了解相关信息，以免影响睡眠质量。

随着假期的延长，更应维持健康的生活作息规律（图21）。如果白天休息过多，晚上睡眠不充分，很容易引起生物钟的紊乱。紊乱的生物钟，会带来明显的疲劳感和倦怠感。这种情况下，人的情绪更加难以控制，也会更容易烦躁、恼怒，这都不利于我们提高抵抗力。假期开始时，我们或许还能用"能歇好几天"这样的借口来安慰自己。但是随着复工的开始，紊乱的生物钟无法与工作状态顺利接轨，很容易带来更多的焦虑情绪，以致进入晚上更不容易入睡、白天更疲惫的恶性循环。这种"坏情绪"的积累，可能会进一步破坏我们的抵抗力。

白天适当增加一些体力活动，或者开始着手做一些简单的工作。夜间准时上床，不在床上想过多事情，确保睡眠质量。这都有助于我们调整作息习惯，预防节后综合征的发生，使我们的身体自然顺利地进入下一个阶段的生活，而不是从一个慵懒的生活状态急转进入激烈的工作状态，最终引起身心的不适。

随着疫情的发展，不少负面信息很容易从多种媒介传播蔓延。我们更应该树立起积极的心态，向他人传递正能量。利他行为，是高级成熟的心理防御机制。通过做对他人有益的行为，传递积极进取的能量和价值观，不仅是对家人和朋友的宽慰和支持，也是对奋战在一线的工作者最大的支持。这对我们自身也会有正向的回馈，正所谓"送人玫瑰，手有余香"。

此外，我们还可以变被动为主动，丰富自己的业余生活，积极地协调时间，可以选择居家运动锻炼身体，阅读书籍缓解压力，泡泡热水澡令自己放松，多与家人谈谈心，学会与亲人表达爱意。总之，充实自己的生活，做能够让自己愉快的事情。

利他行为，是高级成熟的心理防御机制。

在抗击疫情之时，我们需要时刻保持冷静与理智。按部就班，有条不紊地进行防护与治疗。合理安排好自己的生活，稳定好情绪，这才是我们最终战胜疫情的有力"武器"。

撰写：梁　英

参考文献 ━━━━━━━━

陈美英，等 . 2006. 突发灾害事件的心理应激与危机干预 [J]. 临床和实验医学杂志，5(12): 1960-1961.

国家卫生健康委办公厅 . 关于印发新型冠状病毒感染的肺炎疫情紧急心理危机干预指导原则的通知 [EB/OL]. (2020-01-26)[2020-02-22]. http://www.gov.cn/zhengce/zhengceku/2020-01/27/content_5472433.htm.

章志红，等 . 2011. 突发灾害性事件的人群心理应激反应 [J]. 中国临床研究，24(4): 340-341.

赵国秋 . 2007. 心理压力与应对策略 [M]. 浙江 : 浙江大学出版社 .

第九章

吃好喝好
宅在家的营养食谱

2020 年初，在全民同心同德抗击疫情的时期，如何有效遏制疫情在社区播散，已然成为打赢这场防疫"攻坚战"的重要一环。

目前来看，想打赢这场"战役"需要我们每个人提升防护意识，掌握自我防护策略。有一条很重要的策略，就是要提升我们自身的免疫力。以往的经验也告诉我们，只有免疫力足够强大，才能不容易被病毒击倒。既然免疫力这么重要，又该怎么提升呢？免疫系统就好比人体的"禁卫军"，想要兵强马壮，营养就必须跟得上，必须先解决好吃喝的问题。免疫力的提升不是"鸡鸭鱼肉天天吃，蔬菜水果顿顿有"这么简单。问题的关键不在于吃得多，而是吃得精、吃得对。

为了避免感染新型冠状病毒而选择宅在家，营养方面的大原则依然是均衡饮食，但同时也要突出侧重点，总结起来一共有七个方面。

一、谷薯类为主，粗细搭配多样化
人日常活动需要能量，而能量最好的来源就是以谷薯类食物为代表的主食。根据《中国居民膳食指南（2016）》的推荐，每天应摄入 250~400 克（也就是 5~8 两）的主食。虽然疫情时期总量可以不变，但是种类上却有必要进行适当的调整。以往我们是以精米、白面为主，这种模式下的碳水化合物摄取过于纯化，不仅不利于控制血糖，营养也比较单一。建议大家可以多增加一些玉米、荞麦、红薯和马铃薯，杂粮既能够提供稳定的热量，又能够保证充足的膳食纤维，更重要的是富含 B 族维生素、锌、铁、硒等微量营养素，对免疫力提升有很大的好处。

二、优质蛋白质不仅量要够，更要品种全

在以往的饮食推荐中，过多注重优质蛋白质的量，例如健康的成年人每天每千克体重需要 1 克蛋白质。但实际上除了蛋白质的量，蛋白质中所含的必需氨基酸种类也同等重要。因为不同蛋白质所含有的必需氨基酸不同，所以单纯只吃一种蛋白质是不行的，这就像木桶能够装多少水，永远取决于短板的高度一样。打个比方，如果我们天天吃猪肉，那相应的蛋白质摄入量可能是充足的，但却未必足够优质。

只有不同种类的蛋白质相互混合才能达到量和质的最优化。简单来说，就是蛋白质摄入要多样化，饮食不能总局限在猪肉、牛肉、羊肉的摄入，而是建议也得摄入一点其他的蛋白质，比如鸡肉、鸭肉、鱼肉、豆腐、鸡蛋，等等。

三、蔬菜水果要吃好，七种颜色不可少

多数人其实并不纠结吃蔬菜水果的量，达到《中国居民膳食指南（2016）》的推荐量也并不是难事。人们往往忽视一个问题，而这个问题恰好在疫情时期显得格外重要，那就是蔬菜水果品种的问题。蔬菜水果是维生素、矿物质和膳食纤维的优质来源，当然还具有特殊功效的植物次生代谢产物，比如说黄酮类化合物。不同颜色蔬果中所含的维生素、矿物质和植物次生代谢产物的种

谷薯类食物中全谷物、薯类和杂豆类以占比在 40%~60% 最为适宜。

成人每日蛋白质摄入量应在 60~80 克，其中优质蛋白质应该占比 40%~50%。

类和含量略有不同。例如，紫色的蔬菜含有抗氧化功能的花青素，黄色和橙色蔬菜水果含类胡萝卜素更多一些，而后者进入人体就会转化成与免疫功能息息相关的维生素 A。而且不同蔬菜水果中所含的 B 族维生素、维生素 C、维生素 E 的量也不尽相同，而这些又都具有较强的抗氧化、调节免疫力的作用。

鉴于此，在选择蔬菜水果的时候，千万不要挑肥拣瘦，也不要过于钟情，要做到均衡搭配，赤橙黄绿青蓝紫，不同颜色的蔬菜水果都要吃一些。具体来说，要以深绿色叶菜为主，红色的西红柿、橙色的胡萝卜、黄色的彩椒、紫色的甘蓝、青色的萝卜都是很好的选择。水果方面，优先推荐葡萄、猕猴桃、柚子、蓝莓、西瓜和雪梨，这些水果中维生素 C 含量都非常高。

此外，还可以多吃一些菌类，这类食物中多糖含量很高，尤其是香菇和花菇，对提升免疫力具有一定的效果。建议在疫情时期，可以煲一些杂菌汤，不仅补充了水分，而且营养又容易吸收。尤其是对食欲不佳的孕妇，可以再加一些鸡肉或者排骨，效果会更好。

四、适当增加优质脂肪的摄入

提起脂肪很多人都会望而生畏。脂肪本身并不"坏"，只不过是我们吃的量和方法不对。脂肪家族中的必需脂肪酸和某些不饱和脂肪酸恰恰是我们所需要的营养成分。就拿组成我们身体的细胞来说，细胞膜的构成就离不开脂类物质，包括性激素在内的很多激素的主要成分也是脂类物质。脂肪我们要补，但也要挑着补，应补充那些优质的脂肪。笔者推荐包括核桃、腰果在内的坚果，金枪鱼、沙丁鱼和鳕鱼在内的深海鱼，这些都是很好的脂类物质来源，可以适当吃一些。

五、饮食有侧重，改善肠道微生态

肠道微生态平衡对人体免疫很重要。所谓的肠道微生态其

不同颜色的蔬菜水果都要吃一些，做到均衡搭配。

实就是指肠道菌群，它们与肠道健康及免疫系统功能发挥息息相关。食物既是我们的营养来源，同样也维持着肠道菌群的生存。所以改善肠道微生态可以从饮食入手。一方面，可以增加富含膳食纤维的食物，多吃一些粗粮和蔬菜水果，当然也不是越多越好，膳食纤维每天 25~30 克足矣。另一方面，可以多吃一些发酵食品，比如酸奶、豆豉等（图 22），其中酸奶含有大量乳酸菌，也富含肠道菌群需要的益生元。当然，值得注意的是，在饮食中一定要减少高油、高糖、高脂肪和辛辣食物的摄入，这些都会对肠道微生态造成不利的影响。

成人膳食纤维的推荐量以每日 25~30克为宜，吃多吃少对健康都不利。

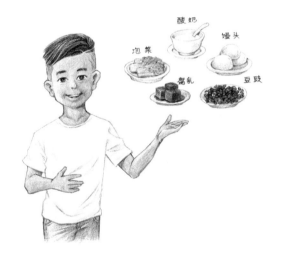

图 22
吃发酵食品，促进肠道微生态平衡

六、食物种类应多样化，均衡营养吸收

不同食物中所含的营养素种类和数量不尽相同，食物种类的多样化对提升免疫力十分必要（图 23）。这包含两个方面，一是食物种类丰富，即谷薯类、蔬果类、豆类、奶制品、鱼肉和禽肉等都要有。二是每类食物在品种方面也要有所差异，例如肉类，可以在猪肉、牛肉和羊肉间变换。食物种类多样化的总体要求是每周 25 种以上，每天 12 种以上。

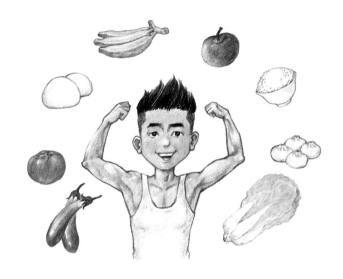

图 23
食物种类多样
化助力健康

七、对于长期免疫力低下、饮食状况不佳者，膳食营养素补充剂也是一个好来源

儿童和老年人受年龄和消化能力等困扰，存在着免疫力不佳的状况，这种情况下通过饮食很难达到快速地均衡营养和提升免疫力的效果。因此，可以适度服用一些膳食营养素补充剂。这些补充剂对于改善营养缺乏，提升免疫力有一定效果，比如矿物质补充剂、维生素补充剂，以及一些蛋白粉，但注意适度即可，莫要过分依赖此类补充剂。

总之，疫情时期营养保健的关键在于均衡饮食，这样才能保护健康。

撰写：张　宇

食物种类应
多样化，每周
保证在 25 种
以上，每天在
12 种以上。

参考文献 ━━━━━━━━━━━

吕临征 , 冯镇 , 蒋士龙 , 等 . 2019. 肠道菌群对婴儿免疫影响的相关性研究进展 [J]. 食品科技 , 44(5): 32-36.

杨月欣 , 张环美 . 2016.《中国居民膳食指南 (2016)》简介 [J]. 营养学报 , 38(3): 209-217.

张梦宁 . 2017. 浅谈肠道微生物与人体健康的研究进展 [J]. 科学中国人 , 11(4): 54.

第十章

奋起反击
病毒疫苗的研制

传染病自古便是人类的"浩劫"，不论男女还是老幼，贫穷还是富有，它都毫无偏差地"夺取"人们的健康甚至生命。病原微生物（如病毒、细菌等）虽然和人比起来微小得多，却在人类历史上造成了难以磨灭的灾难。最近引发疫情的新型冠状病毒就是这类病原体中的一种。

全世界都在关注新型冠状病毒疫苗的研制情况，盼望着特效疫苗能够赶快研制出来，尽早投入使用。那么疫苗研制有哪些要点呢?

一、疫苗的作用

传染病是人类健康的一大敌人，而疫苗就是用于预防相应传染性或感染性疾病的最主要武器之一。科学家发现被病原体感染的人群在疾病痊愈后，不易再患同一种疾病，原因在于体内受病原体的刺激产生了相应的抗体，抗体能够消灭再次进入人体的病原体。所以，科学家制造了一种类似病原体的东西，称为"疫苗"：它既可以刺激人体产生抗体，又不会对人体致病。目前制取疫苗的方法通常是把病原微生物从人体中提取出来，再人为地灭活，使它失去毒性，或者减毒，大大地削弱它的"战斗力"。这样制成的疫苗在重新接种到人体后，能刺激机体产生相应的抗体，并使机体的免疫系统形成记忆，又不会真正使机体感染、患病，相当于给人体免疫系统做了一次"演练"。等到真的病毒或细菌入侵时，免疫系统能迅速回忆起这次"演练"，并快速地产生免疫应答，消灭入侵的病毒或细菌，从而保护人体不被该病原体感染致病。

传染病危害很大，疫苗对传染病有预防作用。

二、疫苗研制的发展过程

最早的疫苗来自中国。人们观察到有的传染病患者痊愈之后，再也不会复发。我国古代医学家就想到了"以毒攻毒"，由此开始尝试通过让人接触患者的分泌物或组织，造成轻微感染，从而获得对该种传染病的抵抗能力。在葛洪所著的《肘后备急方》和孙思邈所著的《千金要方》中，就讲述了这样治疗狂犬病的方法：杀死患病犬，将它的脑浆涂抹于被咬者的伤口，从而预防狂犬病发作。这是最早的原始疫苗的记载，可以说，是我国古代中医学家在世界上第一次进行了"预防接种"的实践。

天花曾是一种烈性传染病，不仅死亡率极高，而且在全球多个国家大流行。在我国明末清初的时候，通过种痘来预防天花就非常普遍了。人们将天花康复者的皮肤结的痂磨碎成粉，吹入未患病的儿童鼻腔，这样就可以预防天花。然而，种人痘预防天花具有一定的危险性，当时的条件做不到安全灭活或减毒，有少数人会因为接种人痘而感染上天花。1796年，琴纳（Jenner）采用牛痘疫苗预防天花，使接种者受到了完全的保护。从此，人类和传染病的斗争发生了重大转折。所以，疫苗的安全性和有效性同样重要。

此后的一百多年间，伴随着科学的发展，疫苗的队伍越来越壮大，抵抗炭疽、霍乱和狂犬病的疫苗，对付伤寒热、结核、白喉、破伤风和百日咳的疫苗先后加入到保护人类的队伍中。疫苗成为人们对付传染病最有效的武器之一。很多曾经肆虐的传染病到现在已经被控制或消灭。如果说智慧的人类是这场战役的军师，那么疫苗就是冲锋陷阵的"将军"（图24）。

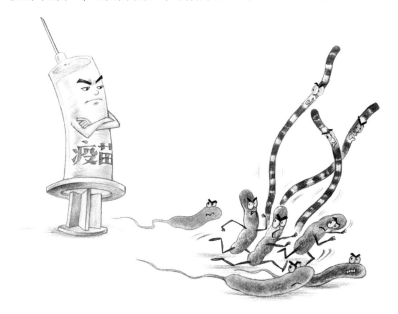

图24
疫苗是人类对付传染病最有效的武器之一

　　疫苗生产技术还在不断提升和发展中。最传统的疫苗就是病原体减毒和灭活制成的疫苗。后来人们发现，可以直接在病原体身上动手脚，对它的遗传物质进行"删删改改"，得到更好用的重组疫苗。近几十年以来，人们开始琢磨能不能通过"基因工程"让人体直接拥有抵抗某种病原体的能力。于是开展了基因工程疫苗的研制。现在，基因工程疫苗也已经广泛应用于人类疾病的预防中了。

三、现有的疫苗分类
　　根据疫苗的发展历程进行分类，最早使用的是灭活疫苗和减毒活疫苗，现在最常用的是基因工程疫苗。如果将病原体比

要重视接种疫苗，尽量提早接种。

作敌人的话，灭活疫苗就像是把抓来的俘虏处死，再做成靶子进行演练（图25），效果有一些局限性，比如百白破疫苗。减毒活疫苗就好比是让俘虏一代一代地繁育，最后变成没有攻击力或战斗力很弱的后代，这种疫苗不适合孕妇和有免疫缺陷的人接种。此外，在繁育过程中，后代可能会发生突变，变得不服从"管教"，但是这种情况十分罕见。常见的减毒活疫苗包括脊髓灰质炎疫苗等。基因工程疫苗是利用基因工程技术在体外生产可作为抗原的重组蛋白、多肽或可合成抗原的核酸分子，然后再将这种重组抗原注射到体内，免疫系统识别抗原后会产生特异性抗体，这种特异性抗体可以识别并参与清除病原体。基因工程疫苗免疫效果好，安全性和稳定性更高，比如乙肝疫苗等。

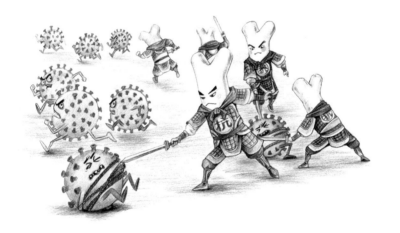

图 25
疫苗能够被人体的免疫系统识别，却不会使人得病

四、疫苗研制周期为什么这么久

与新药研发一样，疫苗的研发也需要经过临床前研究和人体Ⅰ、Ⅱ、Ⅲ期临床研究等多个阶段。通常是分离出毒株，再筛选出种子毒株，利用种子毒株进行相应的实验。临床前试验和临床试验的区别在于实验对象的不同：临床前试验主要在小鼠、大鼠或猴子等动物身上验证疫苗的安全性和有效性，而临床试

当出现新的病毒时，研制针对它的特效疫苗需要较长时间。在没有针对性的疫苗之前，最好的预防措施是避免接触病毒，防止感染。

验则将重点验证候选疫苗在人体的安全性和有效性。从候选疫苗筛选到临床Ⅰ~Ⅲ期试验结束一般需要几年到几十年不等的时间。这其中还要考虑的一个问题是，疫苗即使动物试验证明有效，也不能保证人体试验有效，这些环节中的任何一个环节都可能失败，从而导致前功尽弃。可见疫苗研发并不容易，很难在短时间里研发出安全且有效的疫苗。

五、未来的研制思路和发展方向

在疫苗的大家庭中，有好多新型疫苗。

可食用疫苗是用可食用植物（如马铃薯、香蕉、番茄）的细胞作为天然生物胶囊，将疫苗递送给黏膜，在黏膜感染性疾病的预防方面有很好的发展前景。合成肽疫苗是疫苗中"体格"最小的，它的宗旨是"用最小的力量激发有效的应答"，这都是经过科学家精密的设计和合成得到的结果。透皮疫苗是疫苗家族的"魔术师"，它只要应用在完整皮肤表面，就能引起体内免疫系统的响应。这些都是预防性的疫苗，而治疗性疫苗兼具了预防和治疗功能，在对付慢性感染、自身免疫疾病、移植排斥方面都有应用。

传染病一直是笼罩在人类头顶的阴霾。疫苗是对付传染病的有效手段之一。人们研制了很多安全、有效、实用的疫苗。未来的研制重心将向尽量简化接种程序，同时适应更多种类需求的方向发展。

撰写：吴一波

审核：马满玲　汤　波

参考文献 ————————

曹雪涛 . 2018. 医学免疫学 (第七版)[M]. 北京 : 人民卫生出版社 .

范红 , 等 . 2019. 疫苗技术的研究进展和分析 [J]. 中国新药杂志 , 28(14): 1665–1669.

傅连臣 , 等 . 2019. DNA 疫苗研究进展 [J]. 预防医学论坛 , 25(10): 797–800.

卢锦标 , 等 . 2019. 结核灭活疫苗的临床研究进展 [J]. 微生物学免疫学进展 , 47(04): 69–74.

.

后记

非常记忆

　　2020年初，疫情突来，一串串让人揪心的数字、一条条抢购的消息，将我的思绪拉回到2003年：当时的我，还是一名即将毕业的泌尿外科硕士研究生，3月份刚刚参加完博士考试，正在忙于写毕业论文。4月份在宿舍接到医院的电话，让我准备参加赴北京胸科医院（现北京老年医院）"非典"病房的医疗队。当时是"非典"疫情最严重的时期，SARS病毒强烈的传染性无法控制，危重症比例和病死率居高不下，大量新增患者出现，老百姓对周围的"空气"都产生了深深的恐惧。我放下电话，室友睁大眼睛问我："你要去'非典'病房？参加'敢死队'？那里可是SARS的'海洋'啊！"我没说什么，默默保存好论文，关上台式电脑，用最短的时间收拾完随身物品，跑去理发店理了一个寸头。在医院门诊楼的会议室里，和一大屋子同事接受了感染控制处老师系统的感染防护培训。当数辆载着一百多名医护人员的大客车从西什库大街驶出时，道路上空空荡荡，两旁也几乎没有行人。想起在老家尚不知情的年迈父母，顿时一股"壮士一去兮不复还"的感觉涌上心头。

大客车驶进医疗队驻地之一的小营国电宾馆，在大门关闭的那一刻，我们就与外界完全隔离开来，全身心投入到抗击"非典"的战斗中。第一天就轮到我上班收治新患者。我们4个人组成一个医疗小组，6小时一个班，工作地点是胸科医院院内临时搭建的小板房——北大AB病区。当时由于建设工期紧张，有些东西尚未到位，第一个班的忙碌程度可想而知。早上不到七点从小营驻地出发，半小时车程，一刻钟换上防护服，八点前进入病区。此时新病区还没有患者，我们就一起整理桌柜陈设、标记床号、调试设备、清理垃圾……一直忙到十点多救护车开进来，我们开始接收大量患者，并将危重患者抬进病房。由于患者刚转来，随救护车带来的病历资料还不能带出病房污染区。于是我们在正午太阳的炙烤下，穿着厚重的防护服，将病房污染区内的病历资料通过口头转述的形式传递到办公室半污染区。一次接收三四十名患者，问病史、查体、开医嘱、写病历，一个一个记录，一个一个开医嘱……下班时间已过，早已口干舌燥、大汗淋漓，回到驻地时几乎虚脱。

在隔离病房工作的日子是艰苦的。身穿三层防护服挥汗如雨，戴着三层口罩隔离病毒，同时也无情地隔绝着生命所需的氧气。在这样的情况下，要完成患者的问诊、查体等常规环节，有时还需要抬患者、抽动脉血气、调整呼吸机等。这些诊疗操作在平时的普通病房里轻而易举，但此时此刻，却需要数倍的体力支出。为了减少被感染的机会，大家在上班的6小时内不吃饭、不喝水、不上厕所、不脱防护服，衣服常常被汗水浸透。最难熬的是凌晨2点到早上8点的后夜班，整个夜晚无法入睡，困意袭来时，不能脱下防护服，因为医生办公室属于半污染区，只能坐在椅子上仰面朝天打一会儿盹，更不敢趴在桌子上，以免污染面部；赶上有时降温，冻得瑟瑟发抖，里面加穿一套刷手服（平时手术时手术服里面贴身穿的棉质短袖上衣）也不顶用……

长时间戴着口罩，吸入空气的湿度不够，使我原本就不适应北

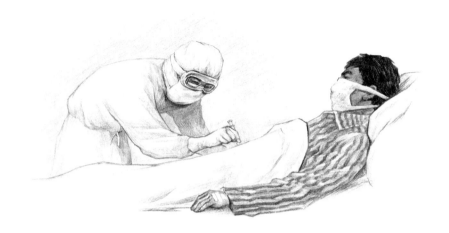

方干燥气候的嗓子直冒烟儿，每次下班后都会咳嗽不止，往往要喝上几暖壶的水才能缓解过来。第二天又接着上班，接着戴口罩，接着忍受干燥带来的呼吸道痛楚；面部的皮肤还要暴露在一小时开一次的紫外线灯下；浓烈的消毒水气味，首先感知其存在的不是鼻子，而是疼痛的双眼；洗手，洗手，再洗手，消毒水消灭病毒的同时，也腐蚀着皮肤……

在 SARS 隔离病房除了体力消耗很大外，心理上的压力也是巨大的。我在胸科医院工作的那段时间，正是"非典"在北京暴发的高峰期：病房不够用，现有病房人满为患，医务人员的感染率非常高。关键是大家对新出现的 SARS 冠状病毒知之甚少，连医生自己都谈 SARS 色变。而我刚刚参加完博士考试，还未从前一段挑灯夜读、复习迎考的疲惫中缓解出来。出征时我都做好了"回不来"的准备！博士能否考上？考不上去哪工作？这些问题根本不在考虑之列，当时压力之大，可想而知。

但是，在隔离病房工作的日子是充实和快乐的。

这一时期，我在实践中强化了感染防护、病毒防治、肺炎用药、呼吸支持等知识，有时为多位患者一连采集好几个动脉血气，在与患者零距离"亲密"接触的过程中，我更理解了"生"与"死"的含义；这一时期，我们积极救治患者，病情转好的患者在我们查房时摘下自己的口罩对我们微笑，这种必将战胜疫情的信心力量从医生传给患者，又从患者传回医生，在医患之间得到和谐共鸣；这一时期，由于完全与社会隔离，驻地生活极其枯燥，"队员之家"的同志为大家买来了排球、羽毛球等，我们在工作之余积极进行体育锻炼，活动活动筋骨，放松放松精神，以更好的状态迎接新的挑战。

同时，在隔离病房工作的日子一点也不孤独。领导时常送来东西并问寒问暖，我的发小和同学也打来电话、发来信息。远在老家的父母并不知道我上了抗击"非典"的前线。自从北京疫情加重，他们就一天数次电话询问我的情况。有一次凌晨三点我从 SARS 病房上完夜班回来，发现手机通话记录上有若干未接的父母电话，想到手机从晚七点到十点一直响个不停，想到电话那头父母焦急的神情，我就难过得不能自己，只能用善意的谎言继续"欺骗"两位老人。我远在数千公里之外的姐姐则从我上 SARS 一线的第一刻起就牵肠挂肚，在我出发的前夜更是彻夜难眠。她的电脑上有她亲手排出的我的上班时间表（那时没有智能手机，我只能告诉她排班规律），她根据排班表在我下班后准时通过电话嘱咐我、祝福我。

欣慰的是，疫情最终被控制住时，我们去胸科医院北大 AB 病区工作的医疗队员因防护得当，全部安全返回。这一时期，北京胸科医院累计收治"非典"患者 400 多名，人数仅次于小汤山医院。作为在胸科医院工作的一份子，我感到自豪！当我们凯旋时，从教办也传来了好消息，我以优异的专业和英语成绩通过了博士入学考试。

这一年，我 25 岁！

时间转回现在，新的疫情突如其来，恐惧和焦虑在人群中弥漫：空气中到底有没有病毒？气溶胶传播究竟是怎么回事？口罩到底应该怎样戴？什么才算密切接触？路过 15 秒算不算密切接触？对未知事物的惊慌失措始终是人们难以逾越的一道"坎"儿。这些心理和生理压力，我在17年前都经历过。面对身边亲人、朋友、患者焦虑的询问，我在春节前写过文章向公众科普防疫知识。我在坚持正常医疗工作救治患者之余思索：如何缓解大众对于未知疾病的焦虑？如何将科学知识准确、通俗地传递给大众？如何帮助大众加强健康理念、普及传染病防控知识？传染病防治不仅需要临床医学（内科学、重症医学、急诊医学、护理学等）、预防医学与公共卫生学（流行病学、卫生统计学、营养学等）、医学科学研究（基础医学、药学、生物医学工程学等）知识，还涉及流体力学、医学心理学等学科。我决定将这些多学科的知识整合起来，沿用我在"北大专家画说泌尿疾病"医学科普丛书中采用的"科学美文＋医学科普漫画"的形式进行科普创作。

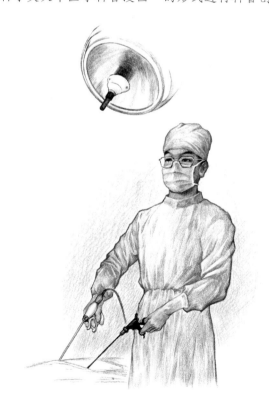

从 2020 年 1 月 30 日中国科普作家协会发出科普创作支持的通知起，一天之内在"北大专家画说泌尿疾病"医学科普丛书创作团队的基础上，我们迅速组建多学科团队。同时，北大中文系学者也应邀加入。随后，中国科普作家协会一天之内迅速决定支持跟进，一个包括临床医学、预防医学与公共卫生学、医学科学研究等多学科专业人员和画家、中文学者在内的团队正式开始运作。所有参编人员，在繁忙工作之余，挤出休息时间争分夺秒进行科普创作。因此，这本书的策划、创作、编辑和出版的时间是按照"天"计算！

我们为什么能做到如此迅捷高效？因为医生的职责，因为科学工作者的职责，因为科普工作者、出版工作者的职责！更重要的，是因为国家和人民的需要！希望我们公益性付出，夜以继日、努力编撰的这本书，对帮助大众加强健康理念、普及传染病防控知识能起到一点作用！由于时间紧张，作者限于自身专业，文中难免有不全面甚至错谬之处，恳请方家及大众不吝赐教，以便改进！

谨以非常时期的非常记忆，作为后记，激励我们大家继续前行！

宋　刚

2020 年 2 月 12 日